TORSTEN B. MÖLLER · EMIL REIF

Rezeptbuch radiologischer Verfahren

Rezeptbuch radiologischer Verfahren

Springer-Verlag Berlin Heidelberg GmbH

Torsten B. Möller · Emil Reif

Rezeptbuch radiologischer Verfahren

Unter Mitarbeit von
Markus Bach, Heribert Becker, Christoph Buntru, Beate Hilpert,
Klaus Kuhnen, Heike Ringling, Nils Roed, Albert Schmitt,
Karl-Ernst Schmitt, Christa Weller-Schweizer, Bernd Weyer

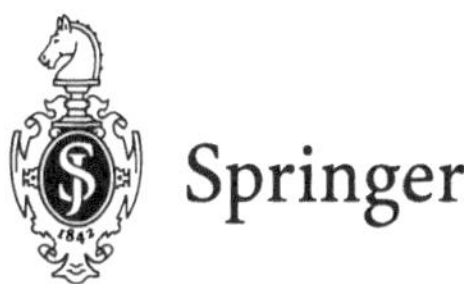 Springer

Dr. med. Torsten B. Möller
Dr. med. Emil Reif

Gemeinschaftspraxis für
Radiologie und Nuklearmedizin
Am Caritas-Krankenhaus
66763 Dillingen/Saar

ISBN 978-3-540-42993-7

Die Deutsche Bibliothek – CIP-Einheitsaufnahme
Möller, Torsten B.:
Rezeptbuch radiologischer Verfahren / Torsten B. Möller ; Emil Reif. – Berlin ; Heidelberg ; New York ;
Barcelona ; Hongkong ; London ; Mailand ; Paris ; Tokio : Springer, 2002
  ISBN 978-3-540-42993-7   ISBN 978-3-642-55930-3 (eBook)
  DOI 10.1007/978-3-642-55930-3
Dieses Werk ist urheberrechtlich geschützt. Die dadurch begründeten Rechte, insbesondere die der Über-
setzung, des Nachdrucks, des Vortrags, der Entnahme von Abbildungen und Tabellen, der Funksendung, der
Mikroverfilmung oder der Vervielfältigung auf anderen Wegen und der Speicherung in Datenverarbeitungs-
anlagen, bleiben, auch bei nur auszugsweiser Verwertung, vorbehalten. Eine Vervielfältigung dieses Werkes
oder von Teilen dieses Werkes ist auch im Einzelfall nur in den Grenzen der gesetzlichen Bestimmungen
des Urheberrechtsgesetzes der Bundesrepublik Deutschland vom 9. September 1965 in der jeweils geltenden
Fassung zulässig. Sie ist grundsätzlich vergütungspflichtig. Zuwiderhandlungen unterliegen den Strafbe-
stimmungen des Urheberrechtsgesetzes.

http://www.springer.de/medizin

© Springer-Verlag Berlin Heidelberg 2002
Ursprünglich erschienen bei Springer-Verlag Berlin Heidelberg New York 2002

Die Wiedergabe von Gebrauchsnamen, Handelsnamen, Warenbezeichnungen usw. in diesem Werk berechtigt
auch ohne besondere Kennzeichnung nicht zu der Annahme, dass solche Namen im Sinne der Warenzeichen-
und Markenschutzgesetzgebung als frei zu betrachten wären und daher von jedermann benutzt werden
dürften.

Produkthaftung: Für Angaben über Dosierungsanweisungen und Applikationsformen kann vom Verlag keine
Gewähr übernommen werden. Derartige Angaben müssen vom jeweiligen Anwender im Einzelfall anhand
anderer Literaturstellen auf ihre Richtigkeit überprüft werden.

Umschlaggestaltung: design & production GmbH, Heidelberg
Satz: Fotosatz-Service Köhler GmbH, Würzburg

Gedruckt auf säurefreiem Papier   SPIN: 10794685   18/3130/is – 5 4 3 2 1 0

Vorwort

Dieses Buch befasst sich mit Rezepten, also mit Arbeitsanleitungen, wie sie z. B. in guten Kochbüchern zu finden sind. Viele radiologische Verfahren leben von immer wiederkehrenden Arbeitsabläufen, die gerade durch ihre Standardisierung eine hohe Qualität in Diagnostik und Therapie garantieren. Wir haben die Arbeitsabläufe der wichtigsten radiologischen Verfahren zusammengestellt und dabei die Schnittbildverfahren wie Computer- und Magnetresonanztomographie besonderes gewichtet. Dabei war uns eine strenge Gliederung des Textes wichtig, die Übersichtlichkeit und schnelles Nachschlagen ermöglicht. Entsprechend den Arbeitsabläufen sind auch die Rezepte chronologisch geordnet und beginnen mit den Vorbereitungen zur Untersuchung oder Behandlung, den notwendigen Materialien, zeigen die Besonderheiten der Untersuchung/Behandlung einschließlich der Varianten auf und enden mit der Nachsorge des Patienten. Wo immer möglich, haben wir Tipps und Tricks angefügt, die den Arbeitsablauf erleichtern oder die Hinweise auf mögliche Komplikationen und deren Vermeidung geben. Sicher hat jede/-r Radiologe/-in und jede/-r MTRA seine eigene Arbeitsweise und auch seine eigenen Materialvorliebe. Berühmte Köche bereiten Speisen ja auch nach ihren eigenen Varianten zu. Trotzdem haben Rezeptbücher unverändert ihren hohen Stellenwert und auch Erfahrene blicken ab und zu hinein. Zudem ist viel Platz für eigene Einträge.

Zu diesem Rezeptbuch haben viele Kollegen und MTRA ihren Teil beigetragen. Deshalb herzlichen Dank an Markus Bach, Heribert Becker, Christoph Buntru, Beate Hilpert, Klaus Kuhnen, Heike Ringling, Albert Schmitt, Karl-Ernst Schmitt, Christa Weller-Schweizer, Bernd Weyer, Nils Roed, Andrea Beck, Monika Braun, Petra Hart, Edith Lubos, Sabine Mattil, Doris Gerwert, Silke Köhl, Andrea Kinsinger, Marga Kutzer, Marie-Vic Noriega, Brigitte Schild, Pia Saar-Schneider und Claudia Zimmer.

Dilllingen, im Frühjahr 2002

TORSTEN B. MÖLLER
EMIL REIF

Inhaltsverzeichnis

Interventionelle Maßnahmen   205

Kontrastmitteluntersuchungen des Magen-Darm-Traktes

Ösophagusbreischluck
(Monokontrast)

Indikation
Verlagerung, schwere Obstruktion, Funktionsstörung, Divertikel, Hernie, Varizen.

Vorbereitung
Am Untersuchungstag nüchtern.

Material
1 Becher Kontrastmittel
oder 1 Esslöffel Microtrast (Guerbet GmbH, Sulzbach/Ts.).
Filmmaterial: 35 × 35 cm/dreigeteilt.
Röhrenspannung: 80 kV.
Ausgangsstellung des Röntgengerätes: in der Regel vertikal.

Technik
Patient einen großen Schluck KM in den Mund nehmen lassen.

1. Film/1. Aufnahme: Ösophagus seitlich, oberer Abschnitt, Patient evtl. etwas schräg stellen (Belichtung!). Im Stehen.
Patient während des Auslösens der Aufnahme (Vorlauf!) zum Schlucken auffordern.

Einen weiteren großen Schluck KM in den Mund nehmen lassen.

1. Film/2. Aufnahme: Ösophagus a.-p., oberer Abschnitt. Im Stehen.

1. Film/3. Aufnahme: Ösophagus a.-p., unterer Abschnitt. Im Stehen.

Varianten

Aufnahmetechnische Variante
Alle Aufnahmen mit 100-mm-Kamerafilm, 2 Bilder/s.
Patient ebenfalls während des Auslösens der Aufnahmen zum Schlucken auffordern.

Indikationsabhängige Varianten
Jeweils 1. Film/1. und 2. Aufnahme wie oben.

Varizen
Bei Frage nach Ösophagusvarizen: Patient einen kleinen Schluck trinken und im Mund behalten lassen. In die Horizontale fahren zur Reliefaufnahme.

1. Film/3. Aufnahme: Ösophagus a.-p., unterer Abschnitt. Rückenlage.

Zur weiterführenden Diagnostik evtl.: 2. Film 24 × 30 cm/hoch/zweigeteilt.

2. Film/1. Aufnahme: Ösophagus a.-p., unterer Abschnitt. Bauchlage.

2. Film/2. Aufnahme: Ösophagus a.-p., unterer Abschnitt. Rückenlage, einatmen und pressen lassen.

Hernie

Bei Frage nach einer Hernie: Patienten einen großen Schluck trinken und im Mund behalten lassen.
Kopf-tief-Lage, Bauchlage, linke Seite leicht angehoben. Patienten schlucken und – wenn KM im ösophagogastralen Übergang – einatmen und pressen lassen, dann:

1. Film/3. Aufnahme: Ösophagus leicht schräg, unterer Abschnitt.

Gastroösophagealer Reflux

KM trinken lassen.
Horizontale Rückenlage, Patienten von links in Rechtsseitenlage unter DL drehen lassen (ösophagogastrischer Übergang und KM-Verhalten beobachten).

1. Film/3. Aufnahme: Ösophagus, unterer Abschnitt.

Perforation, Fremdkörper

Bei solchen Notfallindikationen jodhaltiges, wasserlösliches Kontrastmittel verwenden.

Komplikationen und ihre Behebung

Aspiration:
- von jodhaltigem KM (z. B. Telebrix Gastro oder Gastrografin): Lungenödem: intensivmedizinische Behandlung.
- von bariumhaltigem KM (z. B. Micropaque): Bronchusverschluss, Atelektase, Pneumonie: evtl. bronchoskopische Absaugung, Applikation eines Expectorans, viel Flüssigkeitszufuhr, evtl. antibiotische Abdeckung.

Ösophagusbreischluck
(Doppelkontrast Technik)

Indikation
Wandveränderungen, insbesondere der Mukosa.

Vorbereitung
Am Untersuchungstag nüchtern.

Material
1 Becher Kontrastmittel (z.B. Micropaque HD oral),
1 Trinkbecher mit ca. 3 ml Wasser,
1 Teelöffel mit Brausepulver (z.B. CO_2-Granulat Guerbet) bzw. Brausetablette
1× 18er-Nadel,
1× 2-ml-Spritze mit 2 ml Buscopan (Cave: Glaukom und Tachycardie) oder 0,4 mg Glucagon.
Hautdesinfektionsmittel, Tupfer, Staubinde.
Filmmaterial: 35×35 cm.
Röhrenspannung: 80 kV.

Technik
I.v.-Injektion von Buscopan (Glucagon).

Brausepulver (Brausetablette) mit Wasser herunterschlucken lassen.
Patienten einen großen Schluck KM in den Mund nehmen lassen.

1. Film/1. Aufnahme: Ösophagus seitlich, oberer Abschnitt, Patienten evtl. etwas schräg stellen (Belichtung!). Im Stehen.

Patienten während des Auslösens der Aufnahme (Vorlauf!) zum Schlucken auffordern.

Einen weiteren großen Schluck KM in den Mund nehmen lassen (Aufnahme während des Schluckens).

1. Film/2. Aufnahme: Osophagus a.-p., oberer Abschnitt. Im Stehen.

1. Film/3. Aufnahme: Ösophagus a.-p., unterer Abschnitt. Im Stehen.

Varianten

Aufnahmetechnische Variante
Alle Aufnahmen mit 100-mm-Kamerafilm 2 Bilder/s.

Komplikationen und ihre Behebung
Tachykardie (Buscopan): meist keine Behandlung erforderlich.
Blutdruckabfall (Buscopan, Glucagon): horizontale Lagerung, Kreislaufmittel (z.B. Effortil-Tropfen).

Magen-Duodenum-Darstellung

Vorbereitung

Nahrungs- und Flüssigkeitskarenz, Nikotinabstinenz, keine Tabletten usw. am Untersuchungstag.

Material

1 Becher High-density-Kontrastmittel (HD = ca. 200 g Bariumsulfat/100 ml z.B. Micropaque HD oral).
1 Trinkbecher für KM (ca. 150 – 200 ml).
1 Trinkbecher mit ca. 10 – 15 ml Wasser.
1 Teelöffel mit Brausepulver oder Brausetablette (ca. 300 ml Luft z.B. CO_2-Granulat Guerbet).
1 × 18er-Nadel.
1 × 2-ml-Spitze mit 2 ml Buscopan (= 20 mg) (Cave: Gaukom und Tachykardie)
oder
1 Insulinspritze mit 15 Teilstrichen = 0,4 mg Glucagon.
Hautdesinfektionsmittel, Tupfer, Staubinde.

Filmmaterial: 2 mal 18 × 24 cm, 3 mal 24 × 30 cm.
Röhrenspannung: 90 – 110 kV.
Grundstellung des DL-Geräts: vertikal.
Alle Aufnahmen in Exspiration.

Technik

I.v.-Injektion von Buscopan bzw. Glucagon (im Liegen).
1 Schluck KM (ca. 15 – 20 ml) trinken lassen.

1. Film: Vorderwand/Faltenrelief. Bauchlage, Film 18 × 24 cm/quer.

Alles KM (bis auf einen Schluck) trinken lassen (im Stand), hierbei Ösophagus unter DL beobachten.

2. Film: Übersicht in Prallfüllung, kleine Kurvatur freiprojiziert (Cave: KM-Übertritt in das Duodenum: schnelles Arbeiten!).
Im Stehen, Film 24 × 30 cm/hoch.
Brausetablette (-pulver) mit Wasser schlucken lassen.
Patienten links angestellt in die Horizontale fahren. Von der Linksseitenlage auf den Bauch und wieder über die linke Seite auf den Rücken drehen lassen. Um einen guten KM-Beschlag zu erreichen, wird diese Prozedur mindestens 3 mal wiederholt.
Bei unbeweglichem Patienten „Schunkelbewegungen" in Linksseitenlage.
Zum Schluss langsam über die rechte Seite auf den Bauch und auf die linke Seite drehen lassen (bei schlechtem Beschlag wiederholen).

3. Film: Übersicht in Doppelkontrast. Rückenlage, Film 24 × 30 cm/quer (oder hoch).

4. Film: Zielaufnahmen in Doppelkontrast. Film 24 × 30 cm/quer/viergeteilt.
Von Linksseitenlage auf Rückenlage drehen.
1. Aufnahme: Antrum mit Pylorus, evtl. Bulbus.
2. Aufnahme: Angulus und untere Korpusregion.
3. Aufnahme: oberes Korpus mit Fornixübergang (Schatzki-Position).
Leichte Rechtsseitenlage, Tisch 45° (KM fließt in Antrum und Kardia ab).
In dieser Position *Hernienprüfung:*
1 KM-Schluck trinken lassen, Patienten in Kopftieflage bringen.
Bauchlage, links angehoben, in Inspiration pressen lassen. Bei pathologischem
Befund:
4. Aufnahme: Ösophagushernie
oder
4. Aufnahme: Fornix und Kardia (im Stand).

5. Film: Kompressionsaufnahmen.
Im Stehen, Film 18 × 24 cm/quer, viergeteilt, Tubus.
1. Aufnahme: Antrum.
2. Aufnahme: große Kurvatur.
3. Aufnahme: Bulbus.
4. Aufnahme: variabel, evtl. kleine Kurvatur, Bulbus.

Varianten

Untersuchungstechnische Varianten

a) Entfaltet sich der Bulbus nicht bei der ersten Aufnahme (zusammen mit dem
Antrum), kann er jederzeit innerhalb des Schemas dargestellt werden. Hierzu (auch
bei Ösophagushernie) zwischen dem 4. und 5. Film evtl. zusätzlich

6. Film: 18 × 24 cm/quer/zweigeteilt, z. B.
1. Aufnahme: Fornix und Kardia.
2. Aufnahme: Bulbus.
Dann weiter mit 5. Film: Kompressionsaufnahmen (s. oben).

b) Beginn gleich mit den Doppelkontrastuntersuchungen. Material und Technik wie
oben.
Filmmaterial: 2 mal 18 × 24 cm, 2 mal 24 × 30 cm.

1. Film: Übersicht in Doppelkontrast.
Rückenlage, Film 24 × 30 cm/quer (oder hoch)/ungeteilt.

2. Film: Zielaufnahmen in Doppelkontrast.
Von linker Seitenlage auf Rückenlage drehen. Film 24 × 30 cm/quer/viergeteilt.
Aufnahme: Antrum mit Pylorus, evtl. Bulbus.
Aufnahme: Angulus und untere Korpusregion.
Aufnahme: oberes Korpus mit Fornixübergang (= Schatzki-Position).

Leichte Rechtsseitenlage, Tisch 45° (KM fließt in Antrum und Kardia ab). In dieser
Position Hernienprüfung: Einen KM-Schluck trinken lassen, Patienten in Kopftieflage
bringen und auf den Bauch drehen lassen.
Bauchlage, links etwas angehoben, pressen lassen.

Bei pathologischem Befund:
4. Aufnahme: Ösophagushernie
oder
4. Aufnahme: Fornix und Kardia (im Stehen).

3. Film: Übersicht in Prallfüllung
(kleine Kurvatur freiprojiziert).
Im Stehen, Film 24×30 cm/hoch/ungeteilt.
4. Film: Kompressionsaufnahmen.
Im Stehen, Film 18×24 cm/quer, viergeteilt, Tubus.
1. Aufnahme: Antrum.
2. Aufnahme: große Kurvatur.
3. Aufnahme: Bulbus.
4. Aufnahme: variabel, evtl. kleine Kurvatur, Bulbus.

Indikationsabhängige Variante
Bei Frage nach Magenausgangsstenose, Perforation, evtl. Fremdkörper
Verwendung von jodhaltigem Kontrastmittel.

Filmmaterial: nach Bedarf, mindestens 1 mal 24×30 cm als Übersicht,
ggfs. 18×24 cm/quer, zweigeteilt.

Dünndarm-Doppelkontrastdarstellung

Vorbereitung
Nahrungskarenz am Untersuchungstag.
Patient soll mit gefüllter Blase zur Untersuchung kommen.

Material
Dünndarm-Sonde (z.B. Einmal-Dünndarm-Sonde z.B. Guerbet).
passender Führungsdraht.
Schleimhautanästhesiegel (z.B. Xylocain-Gel) bei nasaler oder Spray bei peroraler
Sondenlegung.
2 Blasenspritzen.
2 Behälter für KM und Methylzellulose.
Verbindungsadapter zwischen Spritze und Sonde
oder
Kontrastmittelpumpe (z.B. KMP 2000, Guerbet), Reservoirbehälter für KM und Zellu-
lose mit entsprechendem Schlauchsystem, Schlauch für Kontrastmittelpumpe.
Kontrast und Distensionsmittel: 200 (bis 500) ml verdünntes Kontrastmittel (spezifi-
sches Gewicht 1,2 – 1,3, z.B. Micropaque flüssig mit H_2O im Verhältnis 1:2 verdünnt),
1500 (bis 2000) ml Methylzellulose (z.B. Tylose, 10 g in 0,21 auf ca. 60 °C erhitztem Wasser auflösen und gut mischen, 1800 ml kaltes Wasser hinzugeben und erneut mischen).
Instillationstemperatur wenn möglich körperwarm.

Filmmaterial: 3 mal 24×30 cm, 2 mal 35×35 cm.
Röhrenspannung 110 – 130 kV.

Technik
Orientierende DL (KM, freie Luft, Darmgasverteilung?). Nach Nasen-Rachen-Anästhesie
Einführen der Sonde (versteift mit Guide) transnasal im Sitzen oder im Stehen.
Sonde weiter voranschieben, evtl. Patient in die Horizontale fahren (zuerst zur Passage
des Pylorus Rechts-, dann zur Passage des duodenalen C Linksseitenlage, Sondenspitze
flexibel machen). Reguläre Lage des distalen Schlauchanteils jenseits des Treitz-Bandes
(zur Verhinderung eines Refluxes).
Zügige Instillation des KM, anfangs unter DL (Geschwindigkeit 80 ml/min., Volumen
meist ca. 200 – 300 ml).

1. Film: Jejunum im Monokontrast.
Film 24×30 cm/quer oder hoch.
Sofortige zügige Instillation der Methylzellulose (Injektionsgeschwindigkeit ca.
100 – 200 ml/min, Injektionsvolumen meist 1000 – 1500 ml je nach Darmlänge).

2. – 3. Film: Jejunum und Ileum im Doppelkontrast, Zäkum. (Zielaufnahmen der ileo-
zökalen Einmündungsstelle). Film 24×30 cm, je nach Übersichtlichkeit geteilt, evtl. mit
Kompression.

4.–5. Film: Jejunum und Ileum im Doppelkontrast (Übersicht, je nach Situation angehoben oder in Bauch und Rückenlage). Film 35×35 cm.

Nachsorge
Sonde ziehen.

Tipps und Tricks
Im Zweifelsfall lieber etwas weniger KM einlaufen lassen und großzügiger mit der
Methylzellulose sein. Sollte wegen starker Verdünnung im oberen Jejunum ein schlechter Wandbeschlag resultieren, können zwischen der Methylzellulosegabe ohne weiteres
50–100 ml Barium nachgegeben werden.

Varianten

Untersuchungstechnische Variante
Methode nach J. Desaga.

Vorbereitung
Orale Applikation von 3 mal 200 mg Acetylcystein 2 Tage vor der Untersuchung, im
übrigen wie oben beschrieben.

Material
Kontrastmittel: 2 g Guaran (z. B. HP-7000) mit 3 ml Glycerin mischen und zu einem
Bariumsulfat-Wasser-Gemisch (Verhältnis 1:1, z. B. 200 ml Micropaque und 200 ml Lei-
tungswasser) hinzufügen; nach 4 h gebrauchsfertig.
Distensionslösung: 15 g Guaran (z. B. HP 7000) mit 20 ml Glycerin mischen und zu
3000 ml Leitungswasser hinzufügen.
4 h quellen lassen, dann gebrauchsfertig. 24 h im Kühlschrank haltbar. Vor Anwendung
auf 37 °C erwärmen.
Glucagon bereithalten.
Sonden-, Spritzen oder Pumpenmaterial wie oben.

Untersuchungstechnik wie oben (Einlaufgeschwindigkeit des Distensionsmediums
100–200 ml/min).

Aufnahmetechnische Variante
Anstelle der 24×30-cm-Zielaufnahmen kann auch eine 100-mm-Kamera Verwendung
finden.

Kolondoppelkontrasteinlauf

Vorbereitung

Diät und Abführmaßnahmen entsprechend Anleitung: (z.B. *Prepacol*: Zwei Tage vor der Untersuchung nur schwach gesüßten Kaffee oder Tee, Zwieback, Eier, magerer Schinken, kohlensäurefreies Mineralwasser. Am Untersuchungsvortag zusätzlich viel Mineralwasser. 30 min vor dem Abendessen Prepacol-Lösung in 70 ml Wasser, vor dem Schlafengehen die 4 Prepacol Tabletten unzerkaut mit 250 ml Wasser einnehmen
oder
X-Prep: am Tag vor der Untersuchung: mittags flüssige Kost, danach X-Prep und bis zum Abend 2 – 3 Liter Flüssigkeit trinken. Am Untersuchungstag Kaffee, Tee ohne Milch, kohlensäurefreie Getränke).

Material

1 Beutel Kontrastmittel (ca. 50 g Bariumsulfat/100 ml, ca. 1 – 1,5 l, warm, z.B. Micropaque Colon).
1 Einmalkolonbeutel mit Zuleitungsschlauch, Rektalkatheter (Olive) und Y-Verbindungsstück mit Gebläseball für die Luftgabe, Druckpumpe,
oder
Kontrastmittelpumpe mit Schlauchsystem Kolon (z.B. KMP 2000, Guerbet), zusätzlich Druckbegrenzer mit Zuleitungsschlauch.

Filmmaterial: 4 mal 24 × 30 cm, 2 mal 35 × 35cm.
Röhrenspannung: 90 – 110 kV.
Ausgangslage des DL-Geräts: horizontal.

Technik

Orientierende DL (KM-Reste, Verkalkungen, freie Luft?).
Rektale digitale Kurzuntersuchung (Stenose, Tumor; Blut oder Stuhl am Handschuh?).
Einführen der Olive.
Linksseitenlage des Patienten.
Instillation des KM unter DL-Kontrolle, ggfs. unter Druckerhöhung (z.B. Druckpumpe, Kontrastmittelpumpe).
KM über die linke Flexur in den Anfangsteil des Querkolons laufen lassen.
Dann durch rechte Seitenlagerung oder Luftinsufflation bis etwas über die rechte Flexur vorantreiben.
Patienten aufrichten und KM entleeren lassen (entweder in den auf den Boden gelegten Kolonbeutel oder Patienten zur Toilette schicken!).
Anschließend in Linksseitenlage Luftinsufflation (ggfs. mit Rollerpumpe und Druckbegrenzer) unter DL-Kontrolle, bis die entsprechenden Darmabschnitte entfaltet sind.

1. Film (24 × 30 cm quer, ungeteilt): Sigma frei herausgedreht.
Im Liegen Einstellung unter DL (meist leicht links oder rechts angehoben, Rückenlage).

2. Film (24×30 cm, quer, zweigeteilt): Rektum.
1. Aufnahme: Rektum seitlich im Doppelkontrast (Vorderkante des Sacrums mit dargestellt, Hüftköpfe projizieren sich übereinander), Linksseitenlage.
2. Aufnahme: Rektum a.-p. im Doppelkontrast, Rückenlage (oder Bauchlage, evtl. Kopftieflage).

3. Film (35×35 cm, ungeteilt): Colon transversum a.-p. (Zäkum evtl. mit freiprojiziert). Rückenlage.

4. Film (24×30 cm/hoch/ungeteilt): Linke Kolonflexur.
Im Stehen unter DL freiprojiziert (meist linker vorderer Schrägdurchmesser).

5. Film (24×30 cm/hoch/ungeteilt): Rechte Kolonflexur.
Im Stehen unter DL freiprojiziert (meist rechter vorderer Schrägdurchmesser).

6. Film (35×35 cm/ungeteilt): Übersicht.
Im Stehen a.-p.

Varianten

Untersuchungstechnische Variante
Kolondoppelkontrast in Hypotonie.

Material (zusätzlich zu oben)
1× 18er-Nadel,
1× 2-ml-Spritze mit 2 ml Buscopan (= 20 mg)
(Cave: Glaukom und Tachykardie) oder
1 Insulinspritze mit 15 Teilstrichen = 0,4 mg Glucagon,
Hautdesinfektionsmittel, Tupfer, Staubinde.

I.v. oder i.m.-Injektion von Buscopan (bzw. Glucagon) vor Beginn der Instillation (oder bei Bedarf).

Filmtechnische Variante
Bucky-Tisch-Methode (nach Welin):

Filmmaterial: 6 mal 24×30 cm, 5 mal 30×40 cm. Sonst Material und Technik wie oben.

1. Film (24×30 cm/hoch/ungeteilt): Rektum p.-a. im Doppelkontrast. Bauchlage.

2. + 3. Film (24×30 cm/hoch/ungeteilt): Rektum rechts bzw. links angehoben. Bauchlage, ca. 30°–45° angehoben.

4. Film (24×30 cm/hoch/ungeteilt): Rektum seitlich. Linksseitenlage.

5. + 6. Film (30×40 cm/ungeteilt): Abdomenübersicht im Liegen, rechts bzw. links angehoben. Rückenlage, ca. 30°–45° angehoben, Zentrierung auf Nabel.

7. Film (30×40 cm/ungeteilt): Abdomenübersicht im Liegen mit horizontalem Strahlengang. Linksseitenlage, Zentrierung auf Nabel.

8. Film (30×40 cm/ungeteilt): Abdomenübersicht im Liegen mit horizontalem Strahlengang. Rechtsseitenlage, Zentrierung auf Nabel.

9. Film (30×40 cm/ungeteilt): Abdomenübersicht im Stehen. Zentrierung auf Nabel.

10. Film (24×30 cm/ungeteilt): Abdomenübersicht im Stehen (v.a. für rechte Kolonflexur).
Etwa 45° RAO, Zentrierung auf 2 QF oberhalb des Nabels, rechter Oberbauch.

11. Film (24×30 cm/ungeteilt): Abdomenübersicht im Stand (v.a. für linke Kolonflexur).
Etwa 45° LAO, Zentrierung auf 4 QF oberhalb des Nabels, linker Oberbauch.

Komplikationen und ihre Behebung

Rektumperforation: Deshalb besonderes Augenmerk auf Beginn der Instillation des KM und der Luft!
Schmerzen bei Luftinsufflation: Entstehen manchmal durch segmentale Überblähung. Abhilfe durch Umlagerung (nicht geblähte, oralwärtige Darmschlinge nach oben). Wenn sich die Darmschlingen nicht entfalten: I.v.-Injektion von Buscopan (s. Variante).

Kolonfüllung über einen Anus praeter

Vorbereitung

Diät und Abführmaßnahmen entsprechend Anleitung: (z. B. Prepacol: Anleitung siehe Kolondoppelkontrasteinlauf).

Material

1 Beutel Kontrastmittel (ca. 50 g Bariumsulphat/100 ml, ca. 1–1,5 l, warm, z. B. Micropaque Colon).
1 Einmalkolonbeutel mit Zuleitungsschlauch, Y-Verbindungsstück mit Gebläseball für die Luftgabe.
Anus-praeter-Sonde (z. B. Anus-praeter-Katheter oder Blasenkatheter 14 Ch),
oder
Druckpumpe bzw. Kontrastmittelpumpe mit Schlauchsystem, zusätzlich Druckbegrenzer mit Zuleitungsschlauch.

Filmmaterial: Abhängig von der Lage der Kolo- bzw. Ileostomie;
3 mal 24×30 cm, 2 mal 35×35 cm breithalten.

Röhrenspannung: 90–110 kV.
Ausgangslage des DL-Geräts: horizontal.

Technik

Orientierende DL (KM-Reste, Verkalkungen, freie Luft?).
Digitale Kurzuntersuchung z. B. mit dem kleinen Finger (Stenose, Tumor; Blut oder Stuhl am Handschuh?).
Einführen der Sonde.
Instillation des KM unter DL-Kontrolle meist in Rückenlage des Patienten, ggfs. unter Druckerhöhung (z. B. Rollerpumpe; Achtung: nicht zuviel KM, sonst ist ein Doppelkontrast erschwert).
Durch Umlagerung KM-Verteilung erreichen.
Vorsichtige, dosierte Luftinsufflation (ggfs. mit Rollerpumpe und Druckbegrenzer) unter DL-Kontrolle, bis die entsprechenden Darmabschnitte entfaltet sind.
Röntgenfilmdokumentation entsprechend Anatomie.

Varianten

Untersuchungstechnische Variante

Kolondoppelkontrast in Hypotonie.

Material (zusätzlich zu oben)
1 × 18er-Nadel,
1 × 2-ml-Spritze mit 2 ml Buscopan (= 20 mg),
(Cave: Glaukom und Tachykardie) oder
1 Insulinspritze mit 15 Teilstrichen = 0,4 mg Glucagon,
Hautdesinfektionsmittel, Tupfer, Staubinde.

Injektion von Buscopan (bzw. Glucagon) vor Beginn der Instillation (oder bei Bedarf).

Indikationsabhängige Variante
Bei Frage nach Dichtigkeit des Stomas oder Perforation Verwendung von jodhaltigem
Kontrastmittel im Monokontrast.

Komplikationen und ihre Behebung
Darmperforation: Deshalb besonderes Augenmerk auf Kathetersondierung und den
Beginn der Instillation des KM und der Luft!
Schmerzen bei Luftinsufflation: Entstehen manchmal durch segmentale Überblähung.
Abhilfe durch Umlagerung (nicht geblähte, oralwärtige Darmschlinge nach oben oder
i. v.-Injektion von Buscopan).

Defäkographie

Vorbereitung
Dickdarmreinigung.

Material
1 Beutel mit Kontrastmittel (z. B. 300 – 500 ml, ca. 50 g Bariumsulfat/100 ml, z. B. Micropaque Colon),
1 Einmalkolonbeutel mit Zuleitungsschlauch,
1 Rektalkatheter,
1 stabile, strahlendurchlässige Plastikschüssel (evtl. mit Krepp ausgelegt).

Filmmaterial: 100-mm-Kamerafilm (geladen, 2 Bilder/s)
(oder 1 mal 24 × 30 cm, 1 mal 18 × 24 cm).

Technik
Orientierende DL (KM-Reste, Verkalkungen, freie Luft?). Rektale digitale Kurzuntersuchung (Stenose, Tumor; Blut oder Stuhl am Handschuh?).
Einführen der Olive.
Markierung der Rima ani mit KM.
Linksseitenlage des Patienten.
Instillation des KM unter DL-Kontrolle, bis Sigma teilweise gefüllt ist. Schlauch mit Olive entfernen.
Patient aufstehen lassen.
Tisch in die Vertikale fahren, Plastikschüssel platzieren.
Patient auf die Schüssel setzen lassen (seitlich zum Strahlengang).

1. Bild: Rektum seitlich in Prallfüllung.
Patient streng seitlich (Hüftköpfe übereinander projiziert), Sakrumvorderwand mit abgebildet.
100-mm-Kamera
(oder Film 24 × 30 cm/zweigeteilt/quer, 1. Film/1. Aufnahme).

2. Bild: Rektum seitlich Entleerungsphase.
Patient streng seitlich (Hüftköpfe übereinander projiziert), Sakrumvorderwand mit abgebildet.
100-mm-Kamera, 2 Bilder/s
(oder Film 24 × 30 cm/zweigeteilt/quer, 1. Film/2. Aufnahme).

3. Bild: Rektum seitlich nach Entleerung.
Patient streng seitlich (Hüftköpfe übereinander projiziert), Sakrumvorderwand mit abgebildet.
100-mm-Kamera
(oder Film 18 × 24 cm/ungeteilt/hoch, 2. Film/1. Aufnahme).

Varianten

Untersuchungstechnische Variante

Untersuchung zusätzlich mit Dünndarmkontrastierung und Blasenfüllung (1 h vor der Untersuchung ca. 100 ml eines nichtionischen, jodhaltigen, nierengängigen KM i. v.) zur Darstellung einer möglichen Ursache einer Rektumimpression beim Pressvorgang.

Kontrastmitteluntersuchungen
Übrige Organe

Sialographie

Vorbereitung
Keine.
Evtl. Zitrone kauen lassen. Leeraufnahme s. unten.
Untersuchungsleuchte bereitstellen.

Material
Plastikkatheter mit aufgesetzter stumpfer Kanüle mit Seitloch,
5 ml Spritze mit NaCl,
5 ml Spritze mit Kontrastmittel (ca. 300 mg Jod/ml),
Tupfer,
evtl. Zitronensaft oder -bonbons,
evtl. Dilatator.

Filmmaterial: 1 mal 18×24 cm, 1 mal 24×30 cm.
Röhrenspannung: ca. 55 kV.

Technik
1. Film: 18×24 cm/quer.
Unterkiefer schräg als Leeraufnahme (Bucky Tisch).

Patient sitzt im DL-Gerät.
Sondierung des Ausführungsgangs der Glandula parotis (Wangenmitte) oder der Glandula submandibularis (Zunge nach hinten bzw. oben halten lassen, Gangöffnung lateral des Zungenbändchens).
Wichtig: Schlauch und Kanüle vorher mit KM luftleer spülen. Schlauch durch Tupfer polstern und durch Zusammenbeißen der Zähne fixieren.
Langsame, fraktionierte KM-Gabe unter DL.

2. Film: 24×30 mm/quer/viergeteilt (DL-Gerät).
1. Bild: anspritzen des Hauptgangs, seitlich.
2. Bild: Hauptgang und Seitengänge gefüllt seitlich.
3. Bild: tangential (= a.-p., unter DL einstellen).
4. Bild: zusätzliche schräge Projektionen unter DL.

Kanüle entfernen.

Eventuell Ablaufaufnahme nach 5 min (KM-Reste?).

Beschwerden
Parotisschwellung.

Tipps und Tricks
Stellt sich bei der Sondierung kein Ausführungsgang dar, entweder mit Patient über Essen reden (Lieblingsgericht) oder Zitronensaft geben.

Galaktographie

Vorbereitung
Keine.

Material (steril)
Plastikschlauch mit aufgesetzter bzw. angearbeiteter stumpfer Kanüle mit Endloch
(z. B. Galaktographie-Set)
oder
stumpfe Kanülen der Größe 7, 8 evtl. mit Dilatatoren der Größe 7 und 8,
1 × 2-ml-Spritze mit KM (ca. 150–300 mg Jod/ml),
Lochtuch, Tupfer, Handschuhe (steril),
Hautdesinfektionsmittel,
Evtl. Sprühverband.

Technik
Nach Reinigung der Brustwarze dosierte Kompression der Mamma, bis sich die Öffnung des sezernierenden Milchgangs anfeuchtet, evtl. Dilatation des Milchgangs.
Entlüftung von Schlauch und Kanüle mit KM.
Einführen der stumpfen Kanüle unter Fixation und Hochziehen der Mamille und Kompression.
Langsame Injektion von 0,5–2 ml KM (keine Luftbläschen!). Dabei Angaben der Patientin beachten: Injektionsende bei beginnendem Spannungsgefühl.
Nach Entfernen der Kanüle Verschluss des Milchgangs durch Kompression (und evtl. Sprühverband).
Anschließend sofort Aufnahmen.

Aufnahmen
Mammographie in 2 Ebenen.

Varianten
Spätaufnahme (Mammographie in zunächst 1 Ebene) nach KM-Ablauf (KM-Retention?).

Cholezystcholangiographie

Vorbereitung

Am Vortag nicht blähende, schlackenarme Kost (zu vermeiden: Eier, Zwieback, Obst, Teigwaren, Milchspeisen).
Nüchtern seit 12 h.
Bilirubin unter 5 mg/dl.
Leeraufnahme (s. unten).

Material

Gallegängiges Kontrastmittel zur i. v.-Injektion,
1 Verweil- bzw. Flügelkanüle (21 G bzw. 18 G),
Reizmahlzeit (z. B. Schokolade: cave: Diabetiker!).

Filmmaterial: 3 mal 24×30 cm, 1 mal 18×24 cm.
Schicht- und Spätaufnahmen extra.
Röhrenspannung: ca. 60 kV.

Technik

Alle Aufnahmen in Exspiration und Atemstillstand.

1. Film: 24×30 cm/hoch/ungeteilt (Bucky Tisch).
Leeraufnahme, Bauchlage, Patient um ca. 30° rechts angehoben, rechts zentriert.

Infusion des KM (z. B. als Kurzinfusion in 20–30 min. Zur Ermittlung der Infusionsgeschwindigkeit: ca. 20 Tropfen = 1 ml).

2. Film: 24×30 cm/hoch/ungeteilt (Bucky Tisch). 30 min p. i.
Bauchlage, Patient um ca. 30° rechts angehoben, rechts zentriert.

Bei unzureichender Darstellung der Gallenblase:
Zusätzlicher Film: 24×30 cm/hoch/ungeteilt (Bucky Tisch). 30–45 min p. i.
Bauchlage, Patient um ca. 30° rechts angehoben,
rechts zentriert.

Bei weiterhin ungenügender Beurteilbarkeit der Gallenblase fakultativ weitere Spätaufnahmen z. B. 2 bzw. 3 h und 24 h p. i.

Bei unzureichender Darstellung der Gallenwege (und Gallenblase): Schichtaufnahmen (nur bis 90 min p. i. sinnvoll).
Zusätzliche Filme: 3 mal 24×30 cm/hoch/ungeteilt.
Lineare Verwischungstechnik, 8° Schichtwinkel, Schichtabstand 1 cm.
Bauchlage, Patient um ca. 30° rechts angehoben, rechts zentriert.
Schichthöhe meist 9–12 cm (Normalpatient).

Bei ausreichender Darstellung der Gallenblase:
3. Film: 18×24 cm/quer/zweigeteilt (Durchleuchtungsgerät). Tubus eingefahren.
1. Aufnahme: Im Stehen unter DL und Kompression Freiprojektion der Gallenblase und der Gallenwege.
2. Aufnahme: Im Liegen unter DL und Kompression Freiprojektion der Gallenblase.

Applikation einer Reizmahlzeit (abhängig von Konkrementnachweis und -größe, Schokolade, eihaltige Speise).

Nach ca. 30 min:
4. Film: 24×30 cm/hoch/ungeteilt (Bucky Tisch). Bauchlage, Patient um ca. 30° rechts angehoben, rechts zentriert

oder (bei Überlagerungen auch zusätzlich)

4. (bzw. 5.) Film: 18×24 cm/quer/zweigeteilt (Durchleuchtungsgerät). Tubus eingefahren.
1. Aufnahme: Im Stehen unter DL und Kompression Freiprojektion der Gallenblase und der Gallenwege.
2. Aufnahme: Im Liegen unter DL und Kompression Freiprojektion der Gallenblase.

Beschwerden und ihre Behebung

Zu schnelle KM-Injektion kann Übelkeit hervorrufen (wegen hepatozellulärem Transportmaximum): Reduzierung der Infusionsgeschwindigkeit.

Tipps und Tricks

- bei Cholezystektomierten füllen sich die Gallenwege frühzeitig, erste Aufnahme direkt nach Infusionsende.
- auch bei KM-Infusionsabbruch (z.B. wegen Unverträglichkeit) Aufnahmen anfertigen, da Auswertung oft trotz geringerer Dosis möglich.

Ausscheidungsurographie

Vorbereitung
Nüchtern seit 3 h.
Abführende und entblähende Maßnahmen am Vortag.
Kreatinin unter 2 mg/dl (mit hohen KM-Dosen unter Umständen auch bis 4 mg/dl).
Harnblase unmittelbar vor der Untersuchung entleeren lassen.

Material
Kontrastmittel (ca. 300–350 mg Jod/ml, z.B. Xenetix)
Dosierung:
Bei Erwachsenen: 1 ml/kg KG,
Bei Kindern: bis zum 1. Lebensjahr 3 ml/kg KG – max. 20 ml, minimal 12 ml,
bis zum 2. Lebensjahr 2,5 ml/kg KG – max. 20 ml,
bis zum 3. Lebensjahr 1,5 ml/kg KG – max. 25 ml,

1 Flügel- bzw. Verweilkanüle (21 G bzw 18 G).

Filmmaterial: 2 mal 43×35 cm (bei Idealbedingungen für Erwachsene).

Röhrenspannung: ca. 70 kV.

Technik
Alle Aufnahmen in Exspiration und Atemstillstand.
1. Film: 43×35 cm/hoch/ungeteilt.
Leeraufnahme
Rückenlage, untere Bildgrenze = Symphysenoberrand; evtl. angehobene Aufnahme,
evtl. Leertomographie.

i.v.-Injektion des KM.

2. Film: 43×35 cm/hoch/ungeteilt.
10–15 min p.i.
Rückenlage, untere Bildgrenze = Symphysenoberrand.

Weitere Zusatzaufnahmen, wenn erforderlich:

Zonographie
Film 24×30 cm/quer/ungeteilt. Lineare Verwischungstechnik, 8°-Verwischungswinkel.
Rückenlage, Zentrierung auf Nierenregion.

Bei Bedarf *Schichtaufnahmen*:
Film 3 mal 24×30 cm/hoch/ungeteilt.
Lineare Verwischungstechnik, 30°-Schichtwinkel. Schichtabstand 1 cm, Zentrierung
auf Nieren. Schichthöhe meist 9, 10, 11 cm (Normalpatient).

Kompressionsaufnahmen (zur besseren Füllung der Nierenbecken)
(Cave: Kompression bei Harnwegsobstruktion oder Infektion)
Entweder Kompressorium in Rückenlage anlegen oder Patient mit Unterbauch auf Kompressionsmaterial (z. B. Schaumstoff oder Luftkissen) lagern.
Nach 10–15 min (Cave: Schmerzen des Patienten):
Film 24×30 cm/quer/ungeteilt,
Rücken bzw. Bauchlage, Zentrierung auf Nieren;
oder zur Darstellung der Ureteren:
Film 43×35 cm/hoch/ungeteilt.
Rückenlage (Kompressorium entfernen).
untere Bildgrenze = Symphysenoberrand.

Blasenaufnahmen
1. Film: 24×30 cm/hoch/ungeteilt.
Volle Blase.
Untere Bildgrenze = 2 cm unter Symphysenoberrand.

2. Film: 18×24 cm/quer/ungeteilt.
Blase nach Entleerung.
Untere Bildgrenze = 2 cm unter Symphysenoberrand.

Bei Bedarf *Spätaufnahmen*: (z. B. stumme Niere, Obstruktion): 30 min, 1, 2, 12, 24 h p.i.

Varianten

Untersuchungstechnische Varianten
1. *Stehurogramm* im seitlichen Strahlengang in Ruhe und beim Pressversuch bei der Frage nach Blasentiefstand und im a. p.-Strahlengang bei der Frage nach Senkniere.
2. *Frühurogramm* als a.-p.-Aufnahme in Rückenlage bei der Frage nach Nierenarterienstenose direkt nach maschineller KM-Injektion.
3. *Veratmungsurogramm* zur Frage der Fixation der Niere als a.-p.-Aufnahme mit langer Belichtungszeit und niedrigen mA-Werten.

Lymphographie

Vorbereitung
Untersuchungsleuchte bereitstellen.

Material
Lympho-Tisch (steril)
Gefäß mit NaCl,
10-ml-Spritze mit 19er-Nadel für Lokalanästhesie,
Tupfer, Skalpell,
1 kleine Schere,
1 kleine gebogene Klemme (z.B. Arterienklemme),
2 anatomische Pinzetten,
1 chirurgische Pinzette,
1 kleiner OP-Haken,
Catgut (plain, 4/0) oder Zwirn, steriles Pflaster,
2 Lympho-Einmalbestecke,
sterile Abdecktücher, sterile Kittel, Handschuhe.

Lympho-Tisch (unsteril)
5-ml-Spritze,
18er-Nadel,
Lokalanästhetikum,
Patentblau (2 ml),
Injektor,
Doppelstück (Y-Verbindungsstück), Injektorspritze,
16 ml Lipiodol,
Antibiotikumpuder bzw. -spray,
Hautdesinfektionsmittel.

Filmmaterial: 8 mal 43×35 cm, 2 mal 35×35 cm.
Röhrenspannung: ca. 70–80 kV.

Technik (jeweils linker und rechter Fuß)
Hautdesinfektion

2 ml Lokalanästhetikum mit 2 ml Patentblau mischen.
Subkutane Injektion von je 1 ml Gemisch in die Interdigitalräume I/II und III/IV.
Patient gehen lassen (beschleunigt die Darstellung der Lymphgefäße). Nach ca. $^{1}/_{2}$ h Darstellung der Lymphgefäße am Fußrücken. Vom Catgut zwei ca. 20 cm lange Fäden abschneiden und in NaCl einlegen.
Örtliche Betäubung am Fußrücken über einem Lymphgefäß (evtl. mit NaCl unterspritzen).
Mit Skalpell oberflächlich die Haut spalten und mit Schere stumpf spreizen. Mit Haken Wunde aufhalten.

Mit anatomischer Pinzette stumpf präparieren und Lymphgefäß unterfahren.
Von erkennbaren blauen Lymphgefäßen Bindegewebe mit anatomischer Pinzette entfernen.
Gerade verlaufendes Lymphgefäß aufsuchen und mit eingeweichtem Faden proximal umschlingen und anspannen (Knoten nicht festziehen!).
Distalen Fußrücken massieren, bis Lymphgefäß dick ist. Lymphgefäß mit Pinzette unterfahren und spannen.
Mit Einmalbesteck (NaCl-gefüllt) punktieren, Nadel im Gefäß vorschieben
Faden zwischen Punktionsstelle und Nadelspitze festziehen.
Plastikgriffe der Nadel distal der Injektionsstelle durch Pflaster fixieren.
(NaCl-Injektion überprüft richtigen Sitz).
Fadenenden distal mit Pflaster befestigen.

Injektion
Spritze mit Y-Doppelstück verbinden.
Injektionsmenge: 16–20 ml (= 8–10 ml Lipiodol pro Seite).
Injektionsgeschwindigkeit: 14 ml/h (= 7 ml/h pro Seite).

Aufnahmen
Leeraufnahmen (tiefes Becken, Abdomen)
1. Aufnahmeserie direkt nach Injektionsende.
2. Aufnahmeserie 24 h nach Injektionsende.
Jeweils:
- tiefes Becken a.-p.
- Abdomen im Liegen a.-p.
- Abdomen in linker und rechter schräger Sicht.
- Thorax a.-p.

Nachsorge
Kanülen entfernen.
Inzisionsstellen mit Antibiotikumpuder behandeln.
Mit sterilem Pflaster Inzisionsränder adaptieren und fixieren.
Verband.
24 h Bettruhe (Cave: Lungenödem).

Varianten

Indikationsabhängige Variante
Bei Frage nach Lymphödem Injektion von wässrigem Kontrastmittel (ca. 300 mg Jod/ml).
Entsprechende Röntgenaufnahmen direkt nach Injektionsende.
Einstellung: tiefes Becken und Bein.

Miktionszystourethrographie

Vorbereitung
Keine.

Material
1er Nadel (bei Kleinkindern), lange 1er Nadel bzw. Spinalnadel (22 G, bei größeren Kindern),
flexibler Verbindungsschlauch,
1 × große Spritze (20 oder 30 ml) mit KM (ca. 350 mg Jod/ ml),
1 × 20-ml-Spritze (zur Abnahme von Urin),
2 sterile Röhrchen,
Tupfer, Hautdesinfektionsmittel, Pflaster.

Filmmaterial: 100-mm-Kamerafilm
(oder 2 mal 24 × 30 cm, 1 mal 18 × 24 cm bereithalten)

Röhrenspannung: bei älteren Kindern bzw. Erwachsenen ca. 70 kV, bei kleinen Kindern 63 kV (nicht unter 60 kV!).

Technik

Vorbereitung
Blase des Patienten soll gefüllt sein (wenn möglich).
Schlauch mit Nadel verbinden.

Punktion
Kontrolle der gefüllten Blase (Perkussion, Ultraschall, Kind fixieren),
kurze, orientierende DL (Fremdkörper, Luft?),
schnelle, senkrechte Punktion direkt oberhalb der Symphysenmitte.
Entnahme von ca. 20 ml Urin zur Laboruntersuchung, Injektion des KM unter DL (gleichmäßige KM-Verteilung, Extravasat?).

Aufnahmen
Film: Füllungsphase der Blase (mit Nadel).
100-mm-Kamerafilm
oder
18 × 24 cm/quer/zweigeteilt, 1. Aufnahme
(bei größeren Kindern auch 24 × 30 cm/zweigeteilt).
Nach ausreichender Füllung (DL) Nadel entfernen.

Patienten seitlich drehen.

Film: Gefüllte Blase seitlich.
100-mm-Kamerafilm
oder
18 × 24 cm/quer/zweigeteilt, 2. Aufnahme.

Patient in seitlicher (schräger) Lage.
Aufforderung Wasser zu lassen (bzw. auf Spontanmiktion warten).

Film: Blase mit Urethra während der Miktion seitlich.
100-mm-Filmkamera, 2 Bilder/s
oder
18 × 24 cm/quer/zweigeteilt, 1. Aufnahme.

Eventuell Patient während der Miktion in Rückenlage zurückbringen.

Film: Blase mit Urethra während der Miktion a.-p.
100-mm-Kamerafilm, 2 Bilder/s
oder
18 × 24 cm/quer/zweigeteilt, 2. Aufnahme.

Aufnahmen so einstellen, dass der distale Ureter abgebildet ist (Reflux!).

Film (nur bei Reflux): Nierenbecken beidseits a.-p.
100-mm-Kamerafilm
oder
18 × 24 cm/quer/ungeteilt.

Tipps und Tricks
Zur Erleichterung der Spontanmiktion bei Kindern evtl. Wasserhahn anstellen oder
kaltes Wasser auf den Bauch träufeln.

Thorakale Myelographie

Vorbereitung
Röntgenuntersuchung von LWS und BWS in 2 Ebenen.
Neurologische Untersuchung.

Material (steril)
Spinalnadel (atraumatisch),
20-ml-Spritze mit 15 ml Kontrastmittel,
(nichtionisch, z.B. Solutrast 250 M oder Isovist 240),
Lochtuch, Handschuhe, Tupfer,
Hautdesinfektionsspray,
Kontrastmittel (zum Nachspritzen),
Sterile Röhrchen (zur Liquoruntersuchung),
Fakultativ: 12er-Nadel, 5-ml-Spritze und Lokalanästhetikum (zur Hautanästhesie).

Filmmaterial: 5 mal 24×30 cm.

Technik

Lagerung
Patient in Seitenlage, Hals gebeugt (Kinn an die Brust angezogen) oder im Sitzen (Katzenbuckel).

Punktion
(Fakultativ: Hautanästhesie in Höhe des Stichkanals.)

Punktion des Spinalkanals meist in Höhe L3/4 (bzw. L2/3).
Entfernen des Mandrins.
Freies Abtropfen des Liquors (Abnahme zur zytologischen Untersuchung).
Patient in leichte Kopftieflage fahren.
Injektion des KM (Injektionsgeschwindigkeit 10 ml/30 s), evtl. anfangs unter DL zum Ausschluss epiduraler Injektion.
Nach Injektionsende Entfernen der Nadel und sofortiges Umlagern in Rückenlage (Untersuchungstisch in Horizontallage).

Aufnahmen
1. Film: 24×30 cm/hoch/zweigeteilt.
1. Aufnahme: unter DL thorako-lumbaler Übergang a.-p.
2. Aufnahme: unter DL BWS a.-p.

2. Film: 24×30 cm/hoch/zweigeteilt.
1. Aufnahme: zerviko-thorakaler Übergang a.-p.
2. Aufnahme: variabel (entsprechend klinischem Befund).

Bei Kyphose (KM-Stop) Umlagerung in Kopftieflage.

Bei fraglich pathologischem Befund Schrägaufnahmen.
Eventuell Tomographie in Rückenlage bei Verdacht auf kleinere intramedulläre Veränderungen (z. B. Angiom, Durafistel):
lineare Verwischungstechnik, Tomographiewinkel 30°, Schichtabstände 0,5 cm.

Bei Verwendung eines C-Bogens oder Vorhandensein eines Stativs:

3. Film: 24×30 cm/hoch/ungeteilt.
Thorakolumbaler Übergang seitlich (Patient in Rückenlage).

4. Film: 24×30 cm/hoch/ungeteilt.
B WS seitlich (Patient in Rückenlage).

5. Film: 24×30 cm/hoch/ungeteilt.
Zervikothorakaler Übergang seitlich (Patient in Rückenlage).

Nachsorge
24 h Bettruhe,
Kopfteil erhöht (Körperlage egal!) für ca. 8 h, vermehrte Flüssigkeitszufuhr (ca. 2 – 3 l).

Beschwerden
Kopfschmerzen (durch Liquorunterdruck meist erst am Folgetag): Behandlung nicht
mit Schmerztabletten, sondern durch Flachlagerung.

Varianten

Filmtechnische Variante
Alle Aufnahmen mit 100-mm-Kamerafilm/Einzelbild.

Lumbale Myelographie

Vorbereitung
Röntgenuntersuchung oder LWS in 2 Ebenen.
Neurologische Untersuchung.

Material (steril)
Spinalnadel (atraumatisch),
10-ml-Spritze mit 10 ml Kontrastmittel (nichtionisch, z. B. Solutrast 200 M oder Iso-
vist 240),
Lochtuch, Handschuhe, Tupfer,
Hautdesinfektionsspray,
Kontrastmittel (zum Nachspritzen),
Sterile Röhrchen (zur Liquoruntersuchung),
Schaumstoffkeil,
Fakultativ: 12er-Nadel, 5-ml-Spritze und Lokalanästhetikum (zur Hautanästhesie).

Filmmaterial: 2 mal 24×30 cm.

Technik

Lagerung
Patient in Seitenlage, Knie stark angezogen, Hals gebeugt (Kinn an die Brust angezogen)
oder im Sitzen (Katzenbuckel).

Punktion
(Fakultativ: Hautanästhesie in Höhe des Stichkanals)

Punktion des Spinalkanals meist in Höhe L3/4 (bzw. L2/3).
Entfernen des Mandrins.
Abtropfen freien Liquors (Abnahme des Liquors zur zytologischen Untersuchung).

Patienten in leichte Fußtieflage fahren.
Injektion des KM (Injektionsgeschwindigkeit 10 ml/30 s), evtl. anfangs unter DL zum
Ausschluss epiduraler Injektion. Nach Injektionsende Entfernen der Nadel.

Aufnahmen
1. Film: 24×30 cm/hoch/zweigeteilt.
1. Aufnahme: Unter DL lumbaler Spinalkanal seitlich (Durasack gefüllt).

Patient in Rückenlage bringen, dann ca. 30° rechts anheben (Schaumstoffkeil).

2. Aufnahme: Unter DL Verlauf der lumbalen Wurzeltaschen links.

2. Film: 24×30 cm/hoch/2-geteilt.
1. Aufnahme: Unter DL lumbaler Spinalkanal p.-a.
(Umlagern ca. 30° links anheben) (Schaumstoffkeil).
2. Aufnahme: Unter DL Verlauf der lumbalen Wurzeltaschen rechts.

Eventuell Funktionsaufnahmen in maximaler In- und Reklination.
3. und 4. Film: 24×30 cm/hoch/ungeteilt.
Linksseitenlage, seitlicher Strahlengang.
Eventuell bei unsicherem Befund zwei weitere gestaffelte Schrägaufnahmen (zwischen 15° und 45° Schräglagerung) der pathologischen Seite.

Nachsorge

24 h Bettruhe,
Kopfteil erhöht (Körperlage egal!) für ca. 8 h, vermehrte Flüssigkeitszufuhr (ca. 2–3 l).

Beschwerden

Kopfschmerzen (durch Liquorunterdruck meist erst am Folgetag): Behandlung nicht mit Schmerztabletten, sondern durch Flachlagerung.

Varianten

Filmtechnische Variante

Alle Aufnahmen mit 100-mm-Kamerafilm/Einzelbild.

Kontrastmitteluntersuchungen
Arthrographien

Handgelenk-Arthrographie

Vorbereitung
Röntgenuntersuchung des Handgelenkes in 2 Ebenen.

Material
2 × 5-ml-Spritzen (für KM und Anästhesie),
1 × 18er-Nadel (für Anästhesie),
1 × 2er-Nadel,
steriles Lochtuch,
sterile Tupfer,
sterile Handschuhe,
Kontrastmittel (1,5 – 4 ml, ca. 300 mg Jod/ml, z. B. Xenetix®)
Hautdesinfektionsmittel, Lokalanästhetikum, Pflaster.

Filmmaterial: 1 mal 18 × 24 cm.
Röhrenspannung: ca. 45 – 50 kV.

Technik

Vorbereitung
Hand mit Innenfläche flach aufgelegt, stark nach außen abgewinkelt.
Hautdesinfektion.
Steril abdecken.

Punktion
Oberflächliche Hautanästhesie.
Punktion des Gelenkspalts von dorsal zwischen Radius und Os scaphoideum unter DL.

Intraartikuläre Injektion von 1,5 – 4 ml KM, Kanüle entfernen.
Bewegungsübungen, bis gleichmäßige Verteilung erreicht ist.
Aufnahmen sofort (wegen KM-Resorption).

Aufnahmen
Zielaufnahmen unter DL (z. B. 18 × 24 cm/quer/viergeteilt).
Gegebenenfalls Übersichtsaufnahmen am Bucky Tisch (Handgelenk in 2 Ebenen).

Schulter-Arthrographie

Vorbereitung
Röntgenuntersuchung der Schulter in 2 Ebenen.

Material (steriler Tisch)
1 × 10-ml-Spritze mit 18er-Nadel (für Anästhesie),
1 × 20-ml-Spritze (für KM),
1 Spinalnadel 22 G (schwarz),
1 flexibler Kunststoffverbindungsschlauch (ca. 20 cm lang),
steriles Lochtuch,
sterile Tupfer,
sterile Handschuhe,
Kontrastmittel (10 – 15 ml, ca. 300 mg Jod/ml, z. B. Xenetix®),
Hautdesinfektionsmittel, Lokalanästhetikum, Pflaster.

Filmmaterial: 5 mal 18 × 24 cm.
Röhrenspannung: ca. 50 – 55 kV.

Technik

Vorbereitung
Flache Rückenlage,
Arm in leichter Abduktionshaltung und Außenrotation,
Hautdesinfektion, steril abdecken.

Punktion
Oberflächliche Hautanästhesie.
Unter DL Markierung der Einstichstelle etwa in Mitte des Gelenkspalts (ca. 1 cm caudal und lateral des Processus coracoideus).
Unter ständiger langsamer Lokalanästhesie-Injektion senkrechte Punktion des Gelenkspaltes von ventral.
Intraartikuläre Injektion von 10 – 15 ml KM.
Entfernen der Kanüle.
Aktive und passive Bewegungsübungen, bis gleichmäßiger Beschlag erreicht ist.
Aufnahmen sofort (wegen KM-Resorption).

Aufnahmen
1. Schulter a.-p. mit angelegtem Arm innenrotiert.
2. Schulter a.-p. mit angelegtem Arm außenrotiert.
3. Schulter a.-p. in Elevation innenrotiert.
4. Schulter a.-p. in Elevation außenrotiert.
5. Canalis-bicipitis-Aufnahme (Humeruskopfaufnahme tangential kaudokranial).

Kniegelenks-Arthrographie

Vorbereitung
Röntgenuntersuchung des Knies in 2 Ebenen.

Material (steriler Tisch)
1 × 5-ml-Spritze (für Lokalanästhesie),
1 × 20-ml-Spritze (für KM),
1 × 19er-Nadel (braun),
1 × 1er-Nadel,
steriles Lochtuch,
sterile Tupfer,
sterile Handschuhe,
Kontrastmittel (10 – 20 ml, ca. 300 mg Jod/ml, z. B. Xenetix®),
Hautdesinfektionsmittel, Lokalanästhetikum, Kompressionsbinde, Pflaster, evt. Einmalrasierer, Schaumstoffkeil.

Filmmaterial: 2 mal 24 × 30 cm, 2 mal 18 × 24 cm.
Röhrenspannung: ca. 50 kV.

Technik

Vorbereitung
Rückenlage,
Kniegelenk entspannt lagern (Schaumstoffkeil unterlegen). Hautdesinfektion (Rasur),
steril abdecken.

Punktion
Patella anheben und nach außen schieben (Patient dabei zum Entspannen des Kniegelenkes auffordern).
Nach örtlicher Betäubung der kutanen Punktionsstelle am Patellaunterrand (19er-Nadel): Punktion mit 1er-Nadel von lateral an der Patellaunterfläche im Übergang vom oberen zum mittleren Drittel.
Unter langsamer Injektion des Lokalanästhetikums Vorschieben der Nadel von laterokranial nach mediokaudal.
Wenn kein Injektionswiderstand mehr vorliegt: Umwechseln auf KM-Spritze.
Langsame Injektion des KM (richtige Lage, wenn das KM sich intraartikulär verteilt).
Injektion von 60 ml (30 – 70 ml) Luft mit entleerter KM-Spritze. Entfernen der Nadel und Kompression der Injektionsstelle mit Finger (zur Verhinderung von Luftaustritt ins Gewebe). Anlegen des Kompressionsverbandes (von kranial oberhalb der Patella nach kaudal bis in Höhe des Kniegelenkspalts, um die Luft aus dem Recessus suprapatellaris in den Kniegelenkraum zu bringen).
Bewegungsübungen, bis gleichmäßiger Beschlag erreicht ist.

Aufnahmen

1. Aufnahmeserie: Film 24×30 cm/quer/Neunteilung. Unter Aufklappen des medialen Gelenkspalts tangentiale Aufnahmen des Innenmeniskus (je 3 mal Vorderhorn, Intermediäranteil und Hinterhorn). Beginn mit dem Vorderhorn.
Aufnahmeserie in 20°-Intervallen.

2. Aufnahmeserie: Film 24×30 cm/quer/Neunteilung. Unter Aufklappen des lateralen Gelenkspalts tangentiale Aufnahmen des Außenmeniskus (je 3 mal Vorderhorn, Intermediäranteil und Hinterhorn). Beginn mit dem Vorderhorn.
Aufnahmeserie in 20°-Intervallen.

3. Aufnahmeserie: 2 Filme 18×24 cm/hoch. Kniegelenk in 2 Ebenen.

Nachsorge
Forcierte Belastung vermeiden.

Komplikationen und ihre Behebung
- Reizerguss: je nach Ausmaß abpunktieren oder spontane Rückbildung abwarten.
- Entzündung.
- KM-Nebenwirkung.

Tipps und Tricks
Verwendung eines „Hypomochlions" (z.B. Halteschlaufen, am DL-Tisch fixierbare Widerlager) zur Erleichterung der Aufklappung.

Oberes Sprunggelenk (Arthrographie)

Vorbereitung
Röntgenuntersuchung des OSG in 2 Ebenen.

Material (steriler Tisch)
1 × 2-ml-Spritze (für Lokalanästhesie) mit 19er-Nadel,
1 × 10-ml-Spritze (für KM) mit 2er-Nadel,
steriles Lochtuch,
sterile Tupfer,
sterile Handschuhe,
Kontrastmittel (4–5 ml, ca. 300 mg Jod/ml, z. B. Xenetix®).
Hautdesinfektionsmittel, Lokalanästhetikum, Pflaster, evtl. Einmalrasierer.

Filmmaterial: 2 mal 24 × 30 cm/zweigeteilt oder 4 mal 18 × 24 cm.
Röhrenspannung: ca. 45 kV.

Technik

Vorbereitung
Rückenlage, Bein angewinkelt.
Fußsohle aufgestellt und leicht innenrotiert.
Hautdesinfektion (Rasur), steril abdecken.

Punktion
Oberflächliche Hautanästhesie.
Punktion des Gelenkspalts von ventral und medial (evtl. unter DL, Einstich medial der
Sehne des M. tibialis anterior in leichter Innenrotation, cave: A. dorsalis pedis!).
Intraartikuläre Injektion von 4–5 ml KM.
Kanüle entfernen.
Bewegungsübungen, bis gleichmäßiger Beschlag erreicht ist.
Aufnahmen sofort (wegen KM-Resorption).

Aufnahmen (Bucky Tisch)
1. streng a.-p.
2. a.-p.-innenrotiert.
3. a.-p.-außenrotiert.
4. lateral.

Computertomographien

Schädel-CT

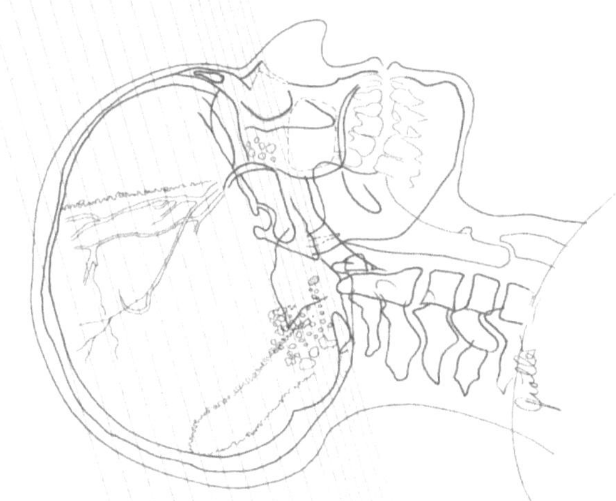

Vorbereitung
- wenn möglich Nahrungskarenz von 3 Stunden (wegen KM-Gabe).
- bei Bedarf Kontrastmittelgabe.
- bei KM-Gabe: nach KM-Unverträglichkeit (Jodallergie), Schilddrüsen-(TSH) und Nierenfunktion (Kreatinin) fragen.

Material
1 Flügelkanüle (16 oder 18 G) oder 21er (grün),
1 (oder 2) große 50-ml-Spritze (50–100 ml KM) gefüllt mit KM (ca. 300 mg Jod/ml, z. B. Xenetix®),
Staubinde, Tupfer, Hautdesinfektionsmittel, Pflaster.

Technik

Lagerung
- Rückenlage.
- Arme entlang des Körpers.
- Kopf symmetrisch gelagert, Kinn angezogen, in Kopfschale fixiert.

	Konventionelles CT (Für Routine CCT: z. B. Insult, Ausschluss Blutung, Tumor)	Spiral-CT (nur in Ausnahmefällen z. B. bei Darstellung der Felsenbeine, der Schädelbasis)
Schichtanfang	Schädelbasis	nach klinischen Angaben
Schichtende	Scheitel	nach klinischen Angaben
Atemlage	flache Atmung	flache Atmung
Digitales Übersichtsbild	seitlich (256 mm)	seitlich (256 mm)
Neigung der Abtasteinheit	parallel zur Kanthomeatallinie	parallel zur Kanthomeatallinie
Schichtdicke	4 mm von Schädelbasis bis Felsenbeinoberrand 8 (–10) mm vom Felsenbein- oberrand bis Scheitel	1 (–3) mm (bei Fragestellung: knöcherne Läsion) HR-Technik
Schichtabstand	4 mm von Schädelbasis bis Tentoriumrand 8 mm vom Tentoriumrand bis Scheitel	
Rekonstruktionsindex:		1–2 mm
Pitchfaktor:		1,0–1,25
Aufnahmerichtung:	kaudokranial	kaudokranial
Dokumentation:	*Weichteilfenster:* Hintere Schädelgrube: Lage (WL) 40–50 HE, Breite (WW) 120–160 HE Übriges Neurokranium: Lage (WL) 35–40 HE, Breite (WW) 70–100 HE	*Knochenfenster:* Lage 400–600 HE, Breite ca. 2000 HE

Varianten

Kontrastmittelinjektion bei pathologischem Befund bzw. bei Fragestellung nach Tumor oder Metastase (100 ml), Delay 3–5 min;

Knochenfenster bei Frage nach Fraktur: Lage (WL) 400–600 HE, Breite (WW) 2000 HE

Spiral-CT bei Schädelbasis- oder Felsenbeinfrakturen: Schichtdicke 2 mm, Rekonstruktionsindex 1 mm Pitchfaktor 1–1,25 (konventionelles CT: Schichtdicke 2 mm, Schichtabstand 2 mm), Hochauflösungsmodus, Knochenfenster;

Spiral-CT bei polytraumatisierten Notfallpatienten: Schichtdicke: 5–7 mm, Rekonstruktionsindex: 5 mm, Pitchfaktor: 1,5–2,0.

Untersuchungstechnische Variante

Hypophysentumor (z. B. wenn Patient nicht MRT-fähig):

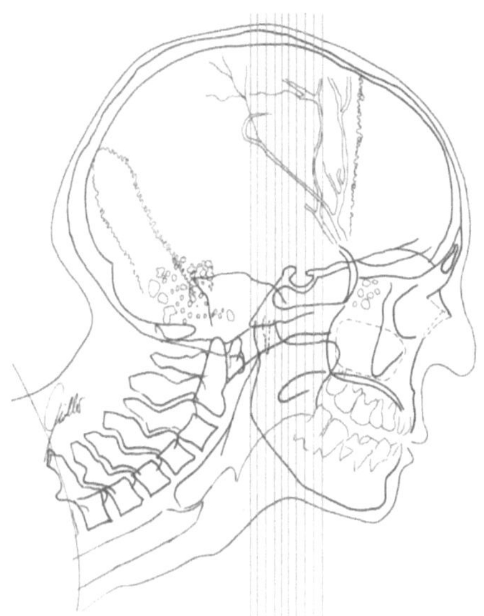

Vorbereitung
- Nahrungskarenz von 3 Stunden (KM-Gabe).
- nach KM-Unverträglichkeit (Jodallergie), Schilddrüsen- (TSH) und Nierenfunktion (Kreatinin) fragen.

Material
1 Flügelkanüle (16 oder 18 G) oder 21er (grün) oder 1er (gelb) Nadel.
Injektor mit 100 ml KM füllen oder 2 große 50-ml-Spritzen gefüllt mit KM (ca. 300 mg Jod/ml, z. B. Xenetix®).
Staubinde, Tupfer, Hautdesinfektionsmittel, Pflaster.

Technik

Lagerung für koronare Aufnahmen:
- Bauchlage.
- Arme entlang des Körpers.
- Kopf so weit wie möglich in den Nacken, Kinn unterpolstern, Kopf in Kopfschale bzw. Stirn mit Band fixiert.

oder
- Rückenlage.
- Arme entlang Körper.
- Kopf maximal nach hinten kippen lassen.
- Symmetrisch lagern, fixieren.
- Unterschenkel unterpolstern.

	Spiral-CT	Konventionelles CT
Schichtanfang	Dorsalseite des hinteren Klinoidfortsatzes	Dorsalseite des hinteren Klinoidfortsatzes
Schichtende	Ventralseite des vorderen Klinoidfortsatzes	Ventralseite des vorderen Klinoidfortsatzes
Atemlage	flache Atmung	flache Atmung
Digitales Übersichtsbild	seitlich (256 mm)	seitlich (256 mm)
Neigung der Abtasteinheit	senkrecht zur Kanthomeatallinie	möglichst senkrecht zur Kanthomeatallinie
Schichtdicke	2 mm (bei Fragestellung: knöcherne Läsion) HR-Technik	2 mm
Schichtabstand		2 mm
Rekonstruktionsindex:	1 mm	
Pitchfaktor:	1,0	
Aufnahmerichtung:	okzipitofrontal	dorsoventral (okzipitofrontal)
Dokumentation:	*Weichteilfenster:* Lage (WL) 40–60 HE, Breite (WW) 120 HE *Knochenfenster:* Lage 300–600 HE, Breite ca. 1000–2000 HE	

Serien

a) nativ.

b) nach KM-Bolus-Injektion
   100 ml KM i. v., Flow: 2,5 ml/s, Delay 15 s.

c) Spätaufnahmen nach 2–3 min.

Felsenbein:

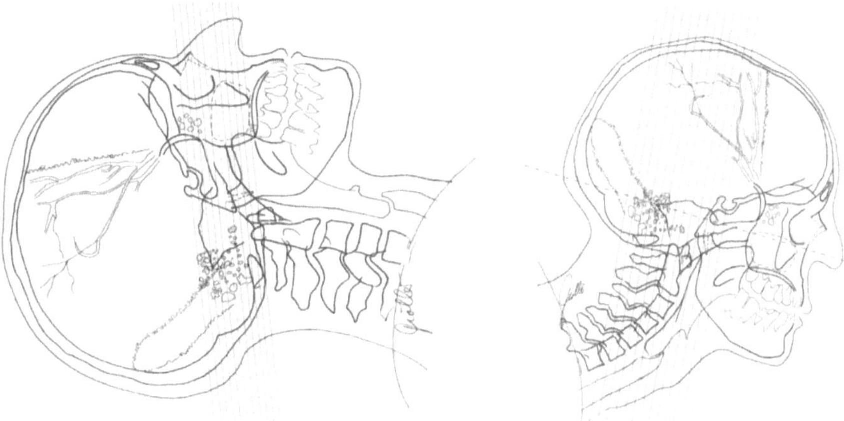

	Spiral-CT axial	Konventionelles CT koronar
Schichtanfang	Mastoidspitze	Hinterer Sellarand
Schichtende	Felsenbeinoberkante	Mastoid
Atemlage	flache Atmung	flache Atmung
Digitales Übersichtsbild	seitlich (256 mm)	seitlich (256 mm)
Neigung der Abtasteinheit	parallel zum Felsenbein (Dt. Horizontale)	möglichst senkrecht zum Felsenbein
Schichtdicke	1 – 2 mm	2 mm
Schichtabstand		2 mm
Rekonstruktionsindex:	1 mm	
Pitchfaktor:	1,0	
Aufnahmerichtung:	kaudokranial	dorsoventral (okzipitofrontal)
Dokumentation:	*Knochenfenster:* Lage 300 – 600 HE, Breite ca. 1000 – 2000 HE	*Knochenfenster:* Lage 300 – 600 HE, Breite ca. 1000 – 2000 HE
Sekundärrekonstruktion	koronar	axial

	Konventionelles CT axial
Schichtdicke	2 mm
Schichtabstand	2 mm

Orbita:
  Orbita:

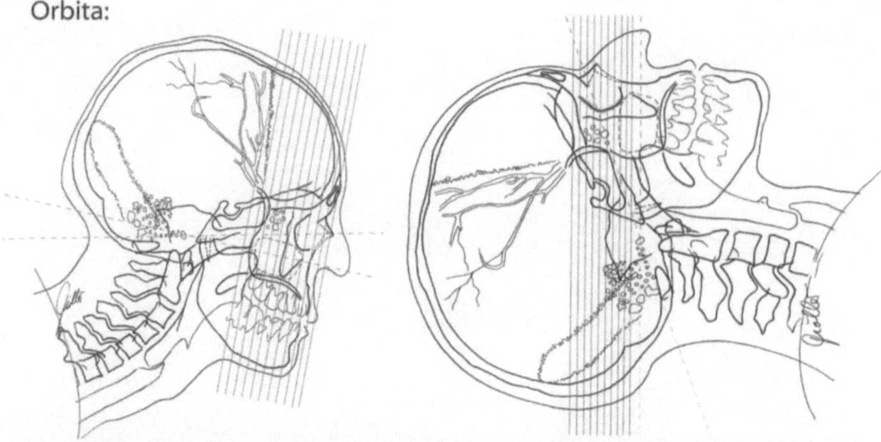

	Spiral-CT koronar	Spiral-CT axial (wenn Bauchlage nicht möglich)
Schichtanfang	Keilbeinhöhle	Orbitaboden
Schichtende	Gesichtsweichteile	Orbitadach
Atemlage	flache Atmung	flache Atmung
Digitales Übersichtsbild	seitlich (256 mm)	seitlich (256 mm)
Neigung der Abtasteinheit	möglichst senkrecht zum Orbitaboden (105° Flexion zur Kanthomeatallinie)	parallel zum Orbitaboden (20° Extension zur Kanthomeatallinie)
Schichtdicke	2–3 mm	2–3 mm
Rekonstruktionsindex:	1–2 mm	1–2 mm
Pitchfaktor:	1,25–1,5	1,25–1,5
Aufnahmerichtung:	dorsoventral (okzipitofrontal)	kaudokranial
Dokumentation:	*Knochenfenster:* Lage 300–600 HE, Breite ca. 1000–2000 HE	*Knochenfenster:* Lage 300–600 HE, Breite ca. 1000–2000 HE
Sekundärrekonstruktion:	axial	koronar
	Konventionelles CT koronar	**Konventionelles CT axial**
Schichtdicke	2 mm	2 mm
Schichtabstand	2–4 mm	2–4 mm

Tipps und Tricks

Wenn Patient bei gewünschter koronarer Aufnahmetechnik (z.B. Sella, Orbita) den Kopf nicht in den Nacken nehmen kann: axiale Schichttechnik mit 2 mm Schichtdicke und -abstand bzw. 1 mm Schichtdicke und Pitch 1,0 (Spirale) verwenden. Anschließend koronare Sekundärrekonstruktion.

Bei Zahnfüllungen (Artefakte) entweder Gantry soweit neigen, dass Zahnfüllungen außerhalb der Schnittebene („semicoronar") liegen oder axiale Technik anwenden.

CT der Nasennebenhöhlen/Mittelgesicht

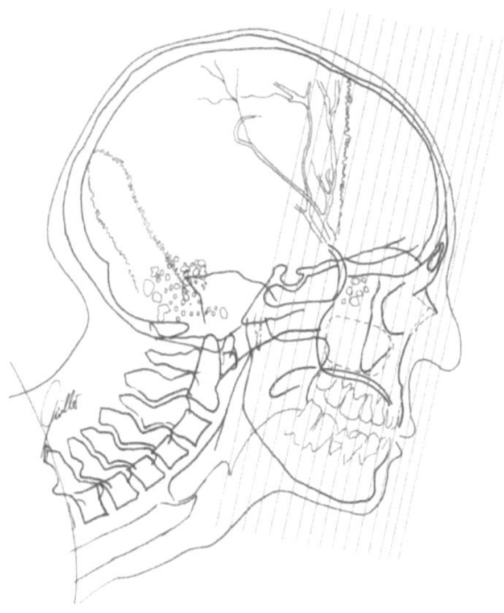

Vorbereitung
- Nahrungskarenz von 3 Stunden (bei KM-Gabe).
- bei Bedarf (z.B. Frage nach Tumor) Kontrastmittelgabe (nach KM-Unverträglichkeit (Jodallergie), Schilddrüsen- (TSH) und Nierenfunktion (Kreatinin) fragen).

Material (bei i.v.-KM-Gabe)
1 Flügelkanüle (16 oder 18 G) oder 21er (grün) oder 1er (gelb) Nadel.
Injektor mit 100 ml KM füllen oder 2 große 50 ml Spritzen gefüllt mit KM (ca. 300 mg
Jod/ml, z.B. Xenetix®).
Staubinde, Tupfer, Hautdesinfektionsmittel, Pflaster.

Koronare Schnittführung:

Technik

Lagerung
- Bauchlage mit maximal überstrecktem Hals, Kinn unterpolstert oder mit Kopfband
  abgestützt (oder Rückenlage, den Kopf maximal rekliniert, Kopf in Kopfschale fixiert).
- Arme entlang des Körpers, Unterschenkel unterpolstern.

	Konventionelles CT	Spiral-CT
Schichtanfang	Stirnhöhle	nach klinischen Angaben, meist Stirnhöhle
Schichtende	Keilbeinhöhlenhinterwand	nach klinischen Angaben meist Keilbeinhöhlen- hinterwand
Atemlage	flache Atmung	flache Atmung
Digitales Übersichtsbild	seitlich (256 mm)	seitlich (256 mm)
Neigung der Abtasteinheit	senkrecht zum Orbitaboden	senkrecht zum Orbitaboden
Schichtdicke	2–4 mm	3 mm (bei Fragestellung: knöcherne Läsion) evtl. HR-Technik
Schichtabstand	2–4 mm	
Rekonstruktionsindex:		2 mm
Pitchfaktor:		1,25–1,5
Aufnahmerichtung:	fronto-occipital	fronto-occipital
Rekonstruktionen	axial	axial
Dokumentation:	*Weichteilfenster:* Hintere Schädelgrube: Lage (WL) 40–60 HE, Breite (WW) 300–500 HE	*Knochenfenster:* Lage 300–600 HE, Breite ca. 1800–2500 HE

Untersuchungstechnische Variante

Transversale Schnittführung

(v.a. bei Mittelgesichttumoren, ergänzend zu koronarer Schnittführung und bei Patienten, die nicht koronar untersucht werden können; oder bei Zahnfüllungen mit starken Artefakten).

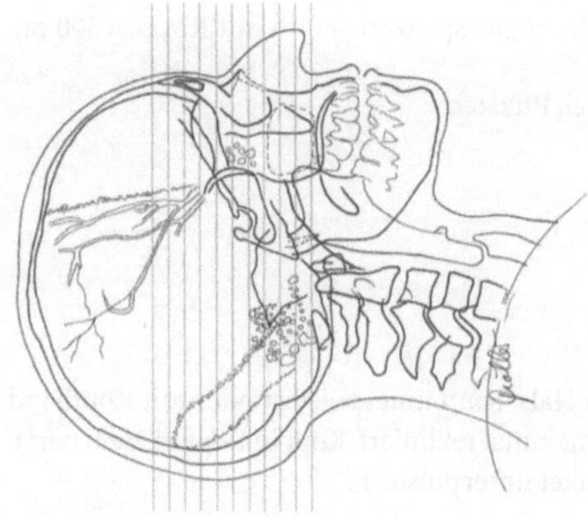

Technik

Lagerung
- Rückenlage.
- Arme entlang des Körpers.
- Kopf symmetrisch in Kopfschale fixiert, Unterschenkel unterpolstern.

	Konventionelles CT	Spiral-CT (z. B. bei 3-D-Dar-stellung oder bei Frakturen)
Schichtanfang	Dach der Mundhöhle (harter Gaumen) (Oberkieferalveolarkamm)	harter Gaumen
Schichtende	Stirnhöhlendach	Stirnhöhlendach
Atemlage	flache Atmung	flache Atmung
Digitales Übersichtsbild	seitlich (256 mm)	seitlich (256 mm)
Neigung der Abtasteinheit	parallel zum harten Gaumen	parallel zum harten Gaumen
Schichtdicke	2–4 mm	2 mm (bei Fragestellung: knöcherne Läsion) – 4 mm evtl. HR-Technik
Schichtabstand	2–4 mm	
Rekonstruktionsindex:		2 mm
Pitchfaktor:		1,0–1,5
Aufnahmerichtung:	kaudokranial	kaudokranial
Rekonstruktionen:	koronar	koronar
Dokumentation:	*Weichteilfenster:* Hintere Schädelgrube: Lage (WL) 40–60 HE, Breite (WW) 500 HE	*Knochenfenster:* Lage 300–600 HE, Breite ca. 1800–2500 HE

Varianten

- Kontrastmittelinjektion bei pathologischem Befund bzw. bei Fragestellung nach Tumor oder Metastase.
- Knochenfenster bei Frage nach Fraktur; Lage (WL) 300–600 HE, Breite (WW) 1500–2500 HE.

Tipps und Tricks

- Bei Kontrollen reicht konventionelle Technik mit 2 mm Schichtdicke und 4 mm Vorschub.
- Falls eine Lagerung für eine gewünschte koronare Schnittführung nicht möglich ist: axiale Spirale mit Sekundärrekonstruktion (MPR).

Hals-CT

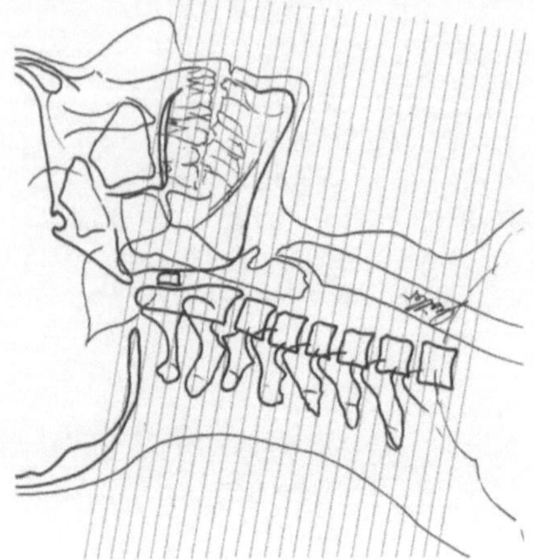

Vorbereitung

Nahrungskarenz von 3 Stunden (KM-Gabe).
Bei KM-Gabe: nach KM-Unverträglichkeit (Jodallergie), Schilddrüsen- (TSH) und Nierenfunktion (Kreatinin) fragen.

Material (bei i. v.-KM-Gabe)

1 Verweil- oder Flügelkanüle (16 oder 18 G).
Injektor mit 100 ml KM füllen (ca. 300 mg Jod/ml, z. B. Xenetix®) oder KM als Infusion einlaufen lassen (bei Nicht-Spiral-Technik).
Staubinde, Tupfer, Hautdesinfektionsmittel, Pflaster.

Lagerung

- Rückenlage, Hals leicht überstreckt.
- Arme am Körper entlang, evtl. Schultern nach unten ziehen lassen (evtl. mit Hilfsmittel: Schlinge um Füße, Seil mit Schlaufe usw.).
- Fixierung des Kopfes.

	Spiral-CT	Konventionelles CT
Schichtanfang	Schädelbasis (z.B. harter Gaumen – Occiputboden)	Schädelbasis (je nach Patient: Zahnfüllung usw.: z.B. Verbindung harter Gaumen – Occiputboden)
Schichtende	Thoraxspitze	Thoraxspitze
Atemlage	inspiratorischer Atemstillstand nicht schlucken	exspiratorischer Atemstillstand, nicht schlucken
Digitales Übersichtsbild	seitlich (oder ap) (256 mm)	seitlich (256 mm)
Neigung der Abtasteinheit	0	0
Schichtdicke	5 mm	4 mm
Schichtabstand		6 mm
Rekonstruktionsindex:	5 mm	
Pitchfaktor:	(1,25)–1,5	
Vergrößerung	Mundboden bzw. Hals möglichst formatfüllend abbilden	Mundboden bzw. Hals möglichst formatfüllend abbilden
Aufnahmerichtung:	kraniokaudal	kraniokaudal
Dokumentation:	*Weichteilfenster:* Lage (WL) 40–60 HE, Breite (WW) 200–400 HE	*Weichteilfenster:* Lage (WL) 40–60 HE, Breite (WW) 200–400 HE

Serien

a) nativ (nur in Ausnahmefällen erforderlich = Dosisreduktion).
b) 100 ml KM (ca. 300 mg Jod/ml) als Druckpumpeninjektion.

Injektionsparameter: 2,5 ml/s
Delay: 50–70 s

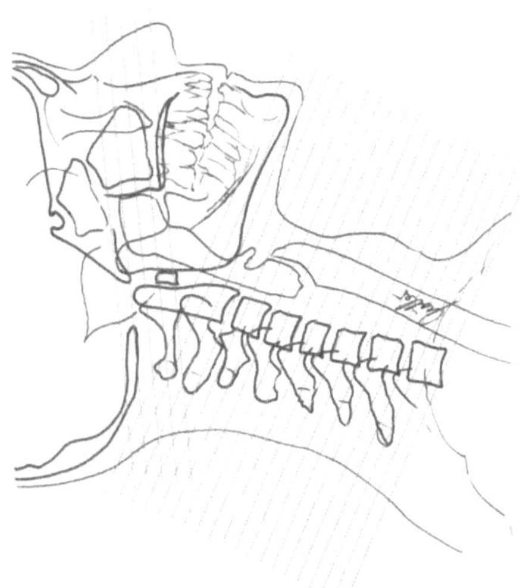

Varianten

Bei Zahnfüllungen mit Artefakten evtl. 2 Serien mit unterschiedlicher, dorsal überlappender Gantryneigung (eine Serie parallel zum harten Gaumen mit Unterrand Schneidezähne, eine zweite Serie direkt unterhalb der Unterkieferzähne).

Tipps und Tricks

- 20 ml KM direkt vor der Untersuchung in Bolustechnik i.v. applizieren, anschließend schnelle KM – Infusion (bei Nicht-Spiral-Technik).

Oesophagus-CT

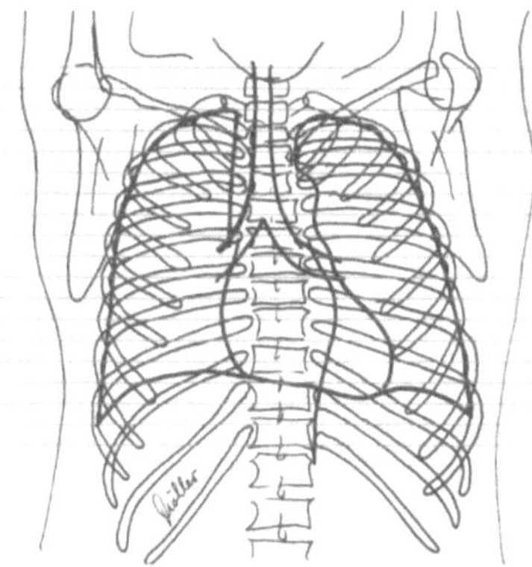

Vorbereitung
Nahrungskarenz von 3 Stunden (i. v.-KM-Gabe).
Bei i. v.-KM-Gabe: nach KM-Unverträglichkeit (Jodallergie), Schilddrüsen- (TSH) und Nierenfunktion (Kreatinin) fragen.
Direkt vor Untersuchung (auf CT-Tisch) 200 ml KM trinken lassen.

Material (bei i. v.-Kontrastmittelgabe)
Ca. 200 ml CT-geeignetes Kontrastmittel zur oralen Applikation (bei fraktionierter Gabe in konventioneller CT-Technik im Becher mit Deckel und Strohhalm).
1 Verweil- oder Flügelkanüle (16 oder 18 G).
100 ml KM (ca. 300 mg Jod/ml z. B. Xenetix®) entweder im Injektor (oder in 2 × 50-ml Spritzen).
Staubinde, Tupfer, Hautdesinfektionsmittel, Pflaster.

Lagerung
- Rückenlage.
- Arme hinter dem Kopf verschränkt.

Technik

Geräteeinstellung

	Spiral-CT	Konventionelles CT
Schichtanfang	Supraklavikulargrube bzw. Unterkiefer	Supraklavikulargrube
Schichtende	Epigastrium (etwa Mitte Oberbauch)	Epigastrium (etwa Mitte Oberbauch)
Atemlage	inspiratorischer Atemstillstand	exspiratorischer Atemstillstand
Digitales Übersichtsbild	a.-p. (512 mm)	a.-p. (512 mm)
Neigung der Abtasteinheit	0	0
Schichtdicke	8 mm	8 mm
Schichtabstand		8mm
Rekonstruktionsindex:	8 mm	
Pitchfaktor:	1,5	
Aufnahmerichtung:	kaudokranial	kraniokaudal
Dokumentation:	*Weichteilfenster:* Lage (WL) 40–60 HE, Breite (WW) 200–500 HE	*Weichteilfenster:* Lage (WL) 40–60 HE, Breite (WW) 200–400 HE

Serien
a) Nativ (nur in Ausnahmefällen wegen Dosisreduktion).
b) 100 ml KM (ca. 300 mg Jod/ml z.B Xenetix®) als Druckpumpeninjektion.
Injektionsparameter: 2,5 ml/s
Delay: 25–30 s

Tipps und Tricks
Konventionelles CT: bei schlechter Kontrastierung des Oesophaguslumens während der Untersuchung mehrmals KM trinken lassen (per Strohhalm).

Thorax-CT

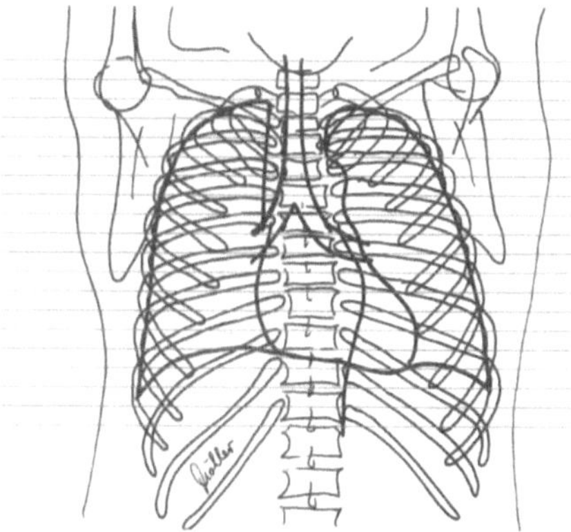

Vorbereitung

Nahrungskarenz von 3 Stunden (i. v.-KM-Gabe).
Bei i. v.-KM-Gabe: nach KM-Unverträglichkeit (Jodallergie), Schilddrüsen- (TSH) und Nierenfunktion (Kreatinin) fragen.
Thorax in 2 Ebenen.

Material (bei i. v.-Kontrastmittelgabe)

1 Verweil- oder Flügelkanüle (16 oder 18 G).
100 ml KM (Injektionsspritze füllen) oder 2 mal 50-ml-Spritzen mit KM (ca. 300 mg Jod/ml z. B. Xenetix®).
Staubinde, Tupfer, Hautdesinfektionsmittel, Pflaster.

Technik

Lagerung

- Rückenlage, Unterschenkel unterpolstern.
- Arme hinter dem Kopf verschränkt.

	Spiral-CT	Konventionelles CT
Schichtanfang	Randsinus	Lungenspitze
Schichtende	Lungenspitze	Randsinus
Atemlage	inspiratorischer Atemstillstand	inspiratorischer Atemstillstand
Digitales Übersichtsbild	a.-p. (512 mm)	a.-p. (512 mm)
Neigung der Abtasteinheit	0	0
Schichtdicke	8–10 mm	8–10 mm
Schichtabstand		8–10mm
Rekonstruktionsindex:	(5)–8 mm	
Pitchfaktor:	1,5–2,0	
Aufnahmerichtung:	kaudokranial	kraniokaudal
Dokumentation:	*Weichteilfenster:* Lage (WL) 40–60 HE, Breite (WW) 200–500 HE *Lungenfenster:* Lage (WL) –600 bis –800 HE, Breite (WW) 1000–2000 HE	*Weichteilfenster:* Lage (WL) 40–60 HE, Breite (WW) 200–500 HE *Lungenfenster:* Lage (WL) –600 bis –800 HE, Breite (WW) 1000–2000 HE

Serien

a) Nativ (wegen Dosisreduktion in Abhängigkeit von Fragestellung nicht immer erforderlich).

b) 100 ml KM (ca. 300 mg Jod/ml z. B. Xenetix®) als Druckpumpeninjektion.

    Injektionsparameter: 2,5 ml/s

    Delay: ca. 30–35 s

Varianten

High-Resolution-CT

Schichtdicke auf 2 mm umstellen, Tischvorschub 2 mm, Axialmodus.

– HR-(high resolution-)Programm in einzelnen Bereichen.

HR-CT bei Pneumokoniosen

– Axialmodus über gesamten Bereich,
– Schichtdicke 1–2 mm.
– Tischvorschub 10 mm.
– HR-Modus.

Darstellung des Randsinus in Bauchlage.

alternativ:

3 kurzstreckige Spiralen über Ober-, Mittel- und Unterfeld (Schichtdicke 2 mm, Rekonstruktionsindex 1 mm, Pitchfaktor 1,25.

Tipps und Tricks

- Thorax-CT bei Kindern evtl. auf 5 mm Schichtdicke reduzieren.
- Bei Spiral-CT Patienten vor der Spirale hyperventilieren lassen.
- Thorax soweit abbilden, dass auch das axilläre Fettgewebe miterfasst ist.

Abdomen-CT

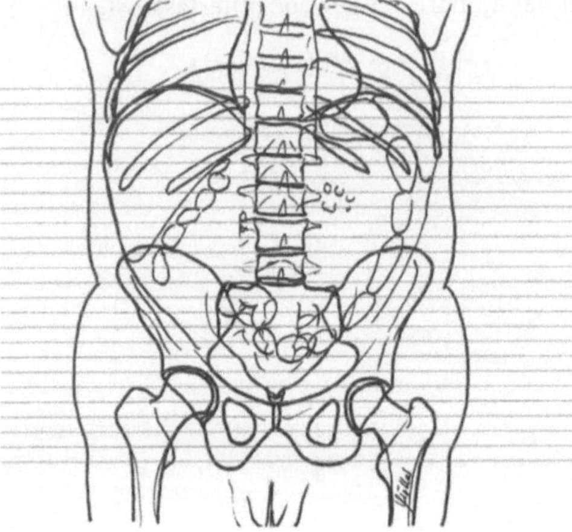

Vorbereitung

Nahrungskarenz von 3 Stunden (i.v.-KM-Gabe).

ca. 1 (–1 $^1/_2$) h vor der Untersuchung fraktionierte Applikation bis kurz vor Untersuchungsbeginn von 1000 ml für CT geeignetes KM oral z. B. Micropaque CT,

- kurz vor der Untersuchung noch einige Schluck KM trinken lassen,
- evtl. Scheidentampon einführen lassen,
- evtl. rektale Instillation von geeignetem KM.
- Für i. v.-KM-Gabe: nach KM-Unverträglichkeit (Jodallergie), Schilddrüsen- (TSH) und Nierenfunktion (Kreatinin) fragen.

Material

1000 ml für CT geeignetes KM oral (z. B. Micropaque CT oder jodhaltiges KM in 3 %iger Verdünnung; cave: Hyperthyreose, Allergie).

- evtl. rektale Instillation von geeignetem KM (ca. 200–500 ml in einem Einmal-kolonbeutel mit Zuleitungsschlauch oder 150 ml im Einmal-Klistier),
- nur bei konventionellem CT: evtl. Injektion von Buscopan (Glucagon) zur Dämpfung der Darmperistaltik in 2-ml-Spritze mit 18er-Nadel (wenn nicht Verweil-Flügelkanüle gelegt ist).

Bei Bedarf i. v.-Kontrastmittelgabe:

1 Verweil- oder Flügelkanüle (16 oder 18 G).

100 ml KM (Injektionsspritze füllen) oder 2 mal 50-ml-Spritzen mit KM (ca. 300 mg Jod/ml z. B. Xenetix®).

Staubinde, Tupfer, Hautdesinfektionsmittel, Pflaster.

Technik

Lagerung

- Rückenlage, Unterschenkel unterpolstern.
- Arme hinter dem Kopf verschränkt.

Geräteeinstellung

	Spiral-CT	Konventionelles CT
Schichtanfang	Zwerchfellkuppe	Zwerchfellkuppe
Schichtende	etwa Sitzbeinunterrand	etwa Sitzbeinunterrand
Atemlage	inspiratorischer Atemstillstand	exspiratorischer Atemstillstand
Digitales Übersichtsbild	a.-p. (512 mm)	a.-p. (512 mm)
Neigung der Abtasteinheit	0	0
Schichtdicke	8 mm	8 – 10 mm
Schichtabstand	Akquisition meist in 2 Spiralsätzen erforderlich (z. B. Obberbauch und Becken)	8 – 10 mm von Zwerchfellkuppe bis Nierenunterrand und im kleinen Becken, 15 – 20 mm im übrigen Bereich
Rekonstruktionsindex:	8 mm	
Pitchfaktor:	1,5 (je nach Gerät evtl. 2 Datensätze) – 2	
Aufnahmerichtung:	kraniokaudal	kraniokaudal
Dokumentation: nativ:	*Weichteilfenster:* Lage (WL) 40 – 60 HE, Breite (WW) 200 – 500 HE	*Weichteilfenster:* Lage (WL) 40 – 60 HE, Breite (WW) 200 – 500 HE
nach KM:	Lage (WL) 60 – 80 HE	Breite (WW) 400 – 800 HE

Serien

a) nativ

b) 100 ml KM (ca. 300 mg Jod/ml z. B. Xenetix®) als Druckpumpeninjektion,

    Injektionsparameter: 2,5 ml/s

    Delay: 25 – 35 s (arterielle Phase), 50 – 60 s (portalvenöse Phase)

Tipps und Tricks

- evtl. Spätaufnahmen bei schlechter Darmkontrastierung oder nach i. v.-KM-Injektion z. B. bei fraglichem Nieren- bzw. Harnblasenprozess oder Leberläsionen.
- auch negative Kontrastierung des Darmes möglich (Instillation von Speiseöl oder Wasser z. B. bei intestinalen Fragestellungen).
- bei Spiral-CT-Patienten vor der Spirale hyperventilieren lassen (Vorsicht bei älteren Patienten).

Oberbauch-CT

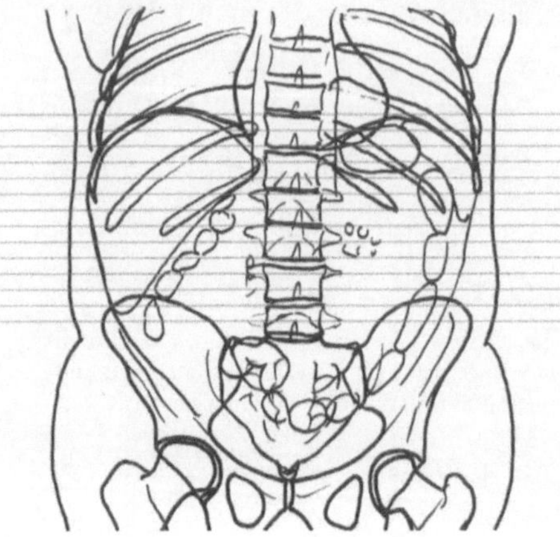

Vorbereitung

Nahrungskarenz von 3 Stunden (i. v.-KM-Gabe).

Ca. 30–45 min vor der Untersuchung fraktionierte Applikation bis kurz vor Untersuchungsbeginn von 500 ml für CT geeignetem KM oral, die letzten 100 ml unmittelbar vor der Untersuchung (Fragestellung, z. B. Pankreas, beachten).

Bei i. v.-KM-Gabe: nach KM-Unverträglichkeit (Jodallergie), Schilddrüsen- (TSH) und Nierenfunktion (Kreatinin) fragen.

Material

500 ml für CT geeignetes KM oral (z. B. Micropaque CT oder jodhaltiges KM in 3 %iger Verdünnung z. B. Telebrix Gastro®; cave: Hyperthyreose, Allergie).

Bei Bedarf i. v.-Kontrastmittelgabe:

1 Verweil- oder Flügelkanüle (16 oder 18 G).

100 ml KM (Injektionsspritze füllen) oder 2 mal 50-ml-Spritzen mit KM (ca. 300 mg Jod/ml z. B. Xenetix®).

Staubinde, Tupfer, Hautdesinfektionsmittel, Pflaster.

Technik

Lagerung

- Rückenlage, Unterschenkel unterpolstern.
- Arme hinter dem Kopf verschränkt bzw. in Armauflage.

Geräteeinstellung

	Spiral-CT	Konventionelles CT
Schichtanfang	Zwerchfellkuppe	Zwerchfellkuppe
Schichtende	entsprechend Fragestellung, mindestens bis Nierenunterrand	entsprechend Fragestellung, mindestens bis Nierenunterrand
Atemlage	inspiratorischer Atemstillstand	exspiratorischer Atemstillstand
Digitales Übersichtsbild	a.-p. (512 mm)	a.-p. (512 mm)
Neigung der Abtasteinheit	0	0
Schichtdicke	8 mm	8–10 mm
Schichtabstand		8–10 mm von Zwerchfellkuppe bis Nierenunterrand
Rekonstruktionsindex:	8 mm	
Pitchfaktor:	1,5–2.0	
Aufnahmerichtung:	kraniokaudal	kraniokaudal
Dokumentation:	*Weichteilfenster:* Lage (WL) 40–60 HE, Breite (WW) 200–500 HE	*Weichteilfenster:* Lage (WL) 40–60 HE, Breite (WW) 200–500 HE

Serien

a) nativ (abhängig von Fragestellung: Dosisreduktion)
b) 100 ml KM (ca. 300 mg Jod/ml z.B. Xenetix®) als Druckpumpeninjektion
   Doppelspirale oder nur portalvenöse Phase:

Injektionsparameter:	*Arterielle Phase:*	2,5–3 ml/s
	Delay:	25–35 s
	Portalvenöse Phase:	2,5 ml/s
	Delay:	50 (–70 s)

Tipps und Tricks

– Patient beim Auflegen kurz in Rechtsseitenlage drehen (zur Kontrastierung des Duodenums).
– Aufnahmen in Rechtsseitenlage (fraglicher Pankreasbefund).
– Bei Frage nach Konkrement in den Gallenwegen: Wasser als orales KM und i.v.-Applikation von Glucagon.
– Bei Spiral-CT Patienten vor der Messung hyperventilieren lassen.

Pankreas-CT

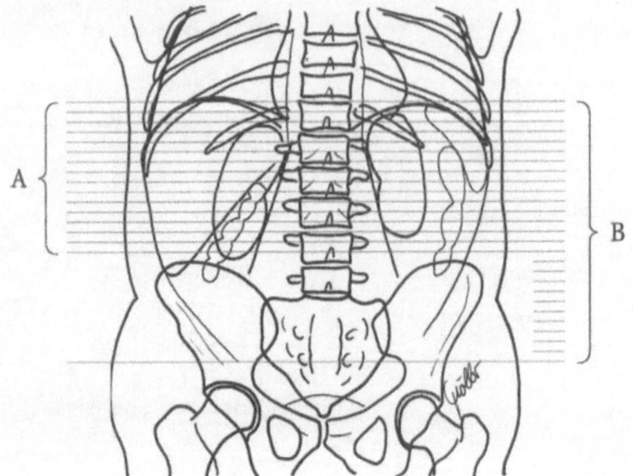

Vorbereitung

- Nahrungskarenz von 3 Stunden (i. v.-KM-Gabe).
- ca. $^1/_2$ h vor der Untersuchung fraktionierte Applikation bis kurz vor Untersuchungsbeginn von 500 ml für CT geeignetem KM oral.
- KM-Unverträglichkeit (Jodallergie), Schilddrüsen- (TSH) und Nierenfunktion
  (Kreatinin) erfragen.

Material

500 ml für CT geeignetes KM oral (z. B. Micropaque CT oder jodhaltiges KM in 3 %iger
Verdünnung z. B. Telebrix Gastro®; cave: Hyperthyreose, Allergie).
- bei konventionellem CT: evtl. Injektion von Buscopan (Glucagon) zur Dämpfung
  der Darmperistaltik in 2 ml-Spritze mit 18er-Nadel (wenn nicht Verweil-Flügelkanüle gelegt ist).

i. v.-Kontrastmittelgabe:
1 Verweil- oder Flügelkanüle (16 oder 18 G)
100 ml KM (Injektionsspritze füllen) oder 2 mal 50-ml-Spritzen mit KM (ca. 300 mg
Jod/ml z. B. Xenetix®),
Staubinde, Tupfer, Hautdesinfektionsmittel, Pflaster.

Technik

Lagerung

- Rückenlage, Unterschenkel unterpolstern.
- Arme hinter dem Kopf verschränkt oder auf Arm-Schiene.

Geräteeinstellung

A) Native Grundserie.
Nur bei Fragestellung: chronische oder chronisch rezidivierende Pankreatitis

	Spiral-CT	Konventionelles CT
Schichtanfang	Zwerchfellkuppe	Zwerchfellkuppe
Schichtende	entsprechend Fragestellung, meist bis Nierenunterrand	entsprechend Fragestellung, meist bis Nierenunterrand
Atemlage	inspiratorischer Atemstillstand	exspiratorischer Atemstillstand
Digitales Übersichtsbild	a.-p. (256 mm)	a.-p. (256 mm)
Neigung der Abtasteinheit	0	0
Schichtdicke	5 mm	8 mm
Schichtabstand		8 mm
Rekonstruktionsindex:	3 mm	
Pitchfaktor:	1,5	
Aufnahmerichtung:	kraniokaudal	kraniokaudal
Dokumentation:	*Weichteilfenster:* Lage (WL) 30–50 HE, Breite (WW) 200–500 HE	*Weichteilfenster:* Lage (WL) 30–50 HE, Breite (WW) 200–500 HE

Serien
– nativ

B) Bei Frage nach akuter Pankreatitis mit Exsudat.

	Spiral-CT (1. KM-Serie) (arterielle Phase)	Konventionelles CT
Schichtanfang	Pankreasoberrand (Einzeichnen am nativen CT)	Zwerchfellkuppe
Schichtende	Pankreasunterrand (Einzeichnen am nativen CT)	entsprechend Fragestellung, meist bis kleines Becken
Atemlage	inspiratorischer Atemstillstand	exspiratorischer Atemstillstand
Digitales Übersichtsbild	a.-p. (512 mm)	a.-p. (512 mm)
Neigung der Abtasteinheit	0	0
Schichtdicke	5 mm	8 mm
Schichtabstand		8 mm
Rekonstruktionsindex:	3 mm	
Pitchfaktor:	1,5	
Aufnahmerichtung:	kraniokaudal	kraniokaudal

	Spiral-CT (2. KM-Serie) (portalvenöse Phase)	Konventionelles CT
Schichtanfang	Zwerchfellkuppe	
Schichtende	entsprechend Fragestellung, meist bis kleines Becken	
Atemlage	inspiratorischer Atemstillstand	
Digitales Übersichtsbild	s. o.	
Neigung der Abtasteinheit	0	
Schichtdicke	8 mm	
Schichtabstand		
Rekonstruktionsindex:	8 mm	
Pitchfaktor:	1,5	
Aufnahmerichtung:	kraniokaudal	
Dokumentation:	*Weichteilfenster:* Lage (WL) 40–60 HE, Breite (WW) 400–500 HE	*Weichteilfenster:* Lage (WL) 50–60 HE, Breite (WW) 300–500 HE

Serien

– nach KM

100 ml KM (ca. 300 mg Jod/ml z. B. Xenetix®) als Druckpumpeninjektion.

Injektionsparameter:

Injektionsgeschwindigkeit:	2,5 ml/s

1. KM-Serie (arterielle Phase)

Delay:	25–35 s

2. KM-Serie (portalvenöse Phase)

Delay:	60–70 s

(bei konventionellem CT Parameter wie bei 1. KM-Serie)

C) Bei Frage nach Pankreastumor.

	Spiral-CT	Konventionelles CT
Schichtanfang	Pankrerasoberrand (siehe natives CT)	Pankreasoberrand (siehe natives CT)
Schichtende	Pankrasunterrand (siehe natives CT)	Pankreasunterrand (siehe natives CT)
Atemlage	inspiratorischer Atemstillstand	exspiratorischer Atemstillstand
Digitales Übersichtsbild	a.-p. (256 mm)	a.-p. (256 mm)
Neigung der Abtasteinheit	0	0
Schichtdicke	5 mm	5 mm
Schichtabstand		5 mm
Rekonstruktionsindex:	3 mm	
Pitchfaktor:	1,5	
Aufnahmerichtung:	kraniokaudal	kraniokaudal
Dokumentation:	*Weichteilfenster:* Lage (WL) 40–60 HE, Breite (WW) 400–500 HE	*Weichteilfenster:* Lage (WL) 40–60 HE, Breite (WW) 400–500 HE

Serien
- nativ.
- nach KM
  100 ml KM (ca. 300 mg Jod/ml z. B. Xenetix®) als Druckpumpeninjektion.
  Injektionsparameter:

  Bei Spiral-CT biphasisch:
  Früh- + Spätphase: 2,5 ml/s
   Delay: 30 – 35 s (arterielle Phase)
    60 – 80 s (portalvenöse Phase)

  Bei konventionellem CT:
  Früh-Phase: 2,5 ml/s
   Delay: 25 – 40 s

Dokumentation nach KM: Lage (WL) 70 HE, Breite (WW) 400 – 600 HE.

Tipps und Tricks
- Bei Spiral-CT Patienten vor der Spirale hyperventilieren lassen.
- Kontrastmittelgabe bei Niereninsuffizienz nur nach strengster Indikation (Gefahr des akuten Nierenversagens). Dann evtl. MRT durchführen lassen.
- Zur Kontrastierung des duodenalen C den Patienten direkt vor der Untersuchung den letzten Schluck trinken lassen und kurz auf die rechte Seite lagern.

Nieren-CT

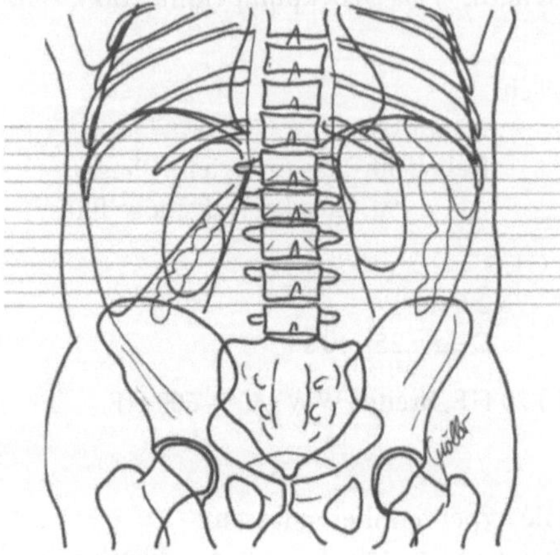

Vorbereitung

Nahrungskarenz von 3 Stunden (i. v.-KM-Gabe).

Ca. $^1/_2$–1 h vor der Untersuchung fraktionierte Applikation bis kurz vor Untersuchungsbeginn von 500 ml für CT geeignetem KM oral.

KM-Unverträglichkeit (Jodallergie), Schilddrüsen- (TSH) und Nierenfunktion (Kreatinin) erfragen.

Material

500 ml für CT geeignetes KM oral (z. B. Micropaque CT oder jodhaltiges KM in 3 %iger Verdünnung z. B. Telebrix Gastro®; cave: Hyperthyreose, Allergie).

Bei Bedarf i. v.-Kontrastmittelgabe (meist notwendig):
1 Verweil- oder Flügelkanüle (16 oder 18 G),
100 ml KM (Injektionsspritze füllen) oder 2 mal 50-ml-Spritzen mit KM (ca. 300 mg Jod/ml z. B. Xenetix®),
Staubinde, Tupfer, Hautdesinfektionsmittel, Pflaster.

Technik

Lagerung

- Rückenlage, Unterschenkel unterpolstern.
- Arme hinter dem Kopf verschränkt oder in Arm-Auflage.

Geräteeinstellung

A) Bei Fragestellung: unklare Nierenläsion, Trauma oder Gefäßverletzung.

	Spiral-CT	Konventionelles CT
Schichtanfang	Oberer Nierenpol	Oberer Nierenpol
Schichtende	entsprechend Fragestellung, meist bis Beckenkamm (bei Frage nach Urothelia bis Ende Harnblase)	entsprechend Fragestellung, meist bis Beckenkamm
Atemlage	inspiratorischer Atemstillstand	exspiratorischer Atemstillstand
Digitales Übersichtsbild	a.-p. (256 mm)	a.-p. (256 mm)
Neigung der Abtasteinheit	0	0
Schichtdicke	7 mm (nativ auch 8 mm)	5 mm
Schichtabstand		5 mm
Rekonstruktionsindex:	5 mm (nativ auch 8 mm)	
Pitchfaktor:	1,5	
Aufnahmerichtung:	kraniokaudal	kraniokaudal
Dokumentation:		*Weichteilfenster:* Lage (WL) 40–60 HE, Breite (WW) 200–500 HE

Serien

a) nativ,
b) nach KM

  100 ml KM (ca. 300 mg Jod/ml z.B. Xenetix®) als Druckpumpeninjektion.
  Injektionsparameter:

Früh-Phase:	2,5–3 ml/s Delay: 25 s
Spät-Phase:	2,5 ml/sek Delay: >180 s

Dokumentation nach KM: Lage (WL) 70 HE, Breite (WW) 400–600 HE.

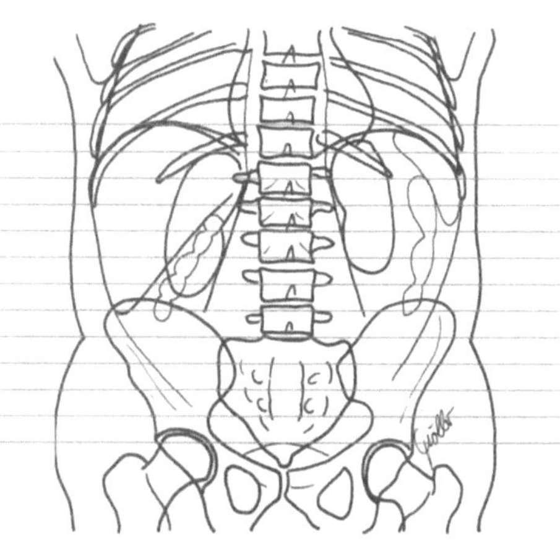

B) Bei Frage nach Nierenbeckenkelch- oder Ureterläsion.

	Spiral-CT	Konventionelles CT
Schichtanfang	Nierenoberrand	Nierenoberrand
Schichtende	nach Fragestellung, (*nativ* meist bis kleines Becken; *Parenchymphase* bis Nieren unterrand; *Ausscheidungsphase* bis Beckenboden	nach Fragestellung (*nativ* meist bis kleines Becken; *Parenchymphase* bis Nierenunterrand; *Ausscheidungsphase* bis Beckenboden
Atemlage	inspiratorischer Atemstillstand	exspiratorischer Atemstillstand
Digitales Übersichtsbild	a.-p. (512 mm)	a.-p. (512 mm)
Neigung der Abtasteinheit	0	0
Schichtdicke	8 mm	8 mm
Schichtabstand		8 mm
Rekonstruktionsindex:	6 mm	
Pitchfaktor:	1,5	
Aufnahmerichtung:	kraniokaudal	kraniokaudal
Dokumentation:	*Weichteilfenster:* Lage (WL) 40–60 HE, Breite (WW) 200–500 HE	*Weichteilfenster:* Lage (WL) 40–60 HE, Breite (WW) 200–500 HE

Serien

a) nativ (wegen möglicher Konkremente)
b) nach KM
   100 ml KM (ca. 300 mg Jod/ml z. B. Xenetix®) als Druckpumpeninjektion.
   Injektionsparameter:

Injektionsgeschwindigkeit:	2,5 ml/s
Parenchym-Phase:	Delay: 60–80 s
Ausscheidungsphase:	Delay: mehr als 5 min p. i.

Variante

Wenn eine 3-D-Rekonstruktion angestrebt wird, dann Änderung der Spiralparameter: Schichtdicke 3 mm, Rekonstruktionsindex 2 mm, Pitchfaktor 1,25–1,5.

Tipps und Tricks

– Bei Spiral-CT Patienten vor der Spirale hyperventilieren lassen.
– Kontrastmittelgabe bei Niereninsuffizienz nur nach strengster Indikation (Gefahr des akuten Nierenversagens). Dann evtl. MRT durchführen lassen. Kontrastmittel führt hier nicht zum Nierenversagen.

Nebennieren-CT

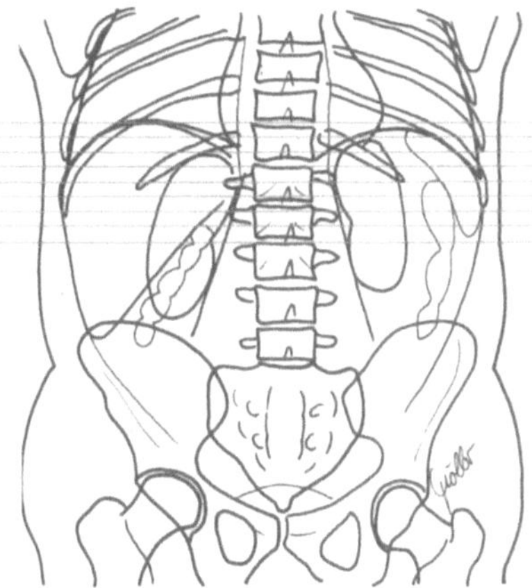

Vorbereitung

Nahrungskarenz von 3 Stunden (i. v.-KM-Gabe).
Kein orales Kontrastmittel oder ca. $^{1}/_{2}$ h vor der Untersuchung fraktionierte Applikation bis kurz vor Untersuchungsbeginn von 500 ml für CT geeignetem KM oral.
KM-Unverträglichkeit (Jodallergie), Schilddrüsen- (TSH) und Nierenfunktion (Kreatinin) erfragen.

Material

Evtl. 500 ml für CT geeignetes KM oral (z. B. Micropaque CT oder jodhaltiges KM in 3 %iger Verdünnung z. B. Telebrix Gastro®; cave: Hyperthyreose, Allergie).
– evtl. Injektion von Buscopan (Glucagon) zur Dämpfung der Darmperistaltik in 2-ml-Spritze mit 18er-Nadel (wenn nicht Verweil-Flügelkanüle gelegt ist).

Bei Bedarf i. v.-Kontrastmittelgabe:
1 Verweil- oder Flügelkanüle (16 oder 18 G),
100 ml KM (Injektionsspritze füllen) oder 2 mal 50-ml-Spritzen mit KM (ca. 300 mg Jod/ml z. B. Xenetix®),
Staubinde, Tupfer, Hautdesinfektionsmittel, Pflaster.

Technik

Lagerung
– Rückenlage, Unterschenkel unterpolstern.
– Arme hinter dem Kopf verschränkt oder in Arm-Auflage.

Geräteeinstellung

A) Bei Fragestellung: unklarer Nebennierenbefund

	Spiral-CT	Konventionelles CT
Schichtanfang	Zwerchfellkuppe	Zwerchfellkuppe
Schichtende	entsprechend Fragestellung, meist bis Nierenmitte	entsprechend Fragestellung, meist bis Nierenmitte
Atemlage	inspiratorischer Atemstillstand	exspiratorischer Atemstillstand
Digitales Übersichtsbild	a.-p. (256 mm)	a.-p. (256 mm)
Neigung der Abtasteinheit	0	0
Schichtdicke	6–8 mm	5 mm
Schichtabstand		5 mm
Rekonstruktionsindex:	3–4 mm	
Pitchfaktor:	1,5–1,8	
Aufnahmerichtung:	kraniokaudal	kraniokaudal
Dokumentation:	*Weichteilfenster:* Lage (WL) 40–60 HE, Breite (WW) 200–500 HE	*Weichteilfenster:* Lage (WL) 40–60 HE, Breite (WW) 200–500 HE

Serien
- nativ

B) Bei Frage nach Nebennierentumor.

	Spiral-CT	Konventionelles CT
Schichtanfang	Nebennierenoberrand (siehe natives CT)	Nebennierenoberrand (siehe natives CT)
Schichtende	Nebennierenunterrand (siehe natives CT)	Nebennierenunterrand (siehe natives CT)
Atemlage	inspiratorischer Atemstillstand	exspiratorischer Atemstillstand
Digitales Übersichtsbild	a.-p. (256 mm)	a.-p. (256 mm)
Neigung der Abtasteinheit	0	0
Schichtdicke	3 mm (bei größerer Raumforderung auch 5 mm)	3 mm (bei größer Raumforderung auch 5 mm)
Schichtabstand		3 mm (bzw. 5 mm bei größerer Raumforderung)
Rekonstruktionsindex:	2 mm (bei größerer Raumforderung auch 3 mm)	
Pitchfaktor:	1,5	
Aufnahmerichtung:	kraniokaudal	kraniokaudal
Dokumentation:	*Weichteilfenster:* Lage (WL) 40–60 HE, Breite (WW) 200–500 HE	*Weichteilfenster:* Lage (WL) 40–60 HE, Breite (WW) 200–500 HE

Serien

- nativ
- nach KM

  100 ml KM (ca. 300 mg Jod/ml z.B. Xenetix®) als Druckpumpeninjektion.
  Injektionsparameter:

Injektionsgeschwindigkeit:	2,5 ml/s
1) Arterielle Phase:	Delay: 30 s
2) Parenchym-Phase:	Delay: 70 – 100 s
3) evtl. Spätphase:	Delay: 1 h p.i.

Tipps und Tricks

- Bei Spiral-CT-Patienten vor der Spirale hyperventilieren lassen.
- Kontrastmittelgabe bei Niereninsuffizienz nur nach strengster Indikation (Gefahr
  des akuten Nierenversagens). Dann evtl. MRT durchführen lassen.

Becken-CT

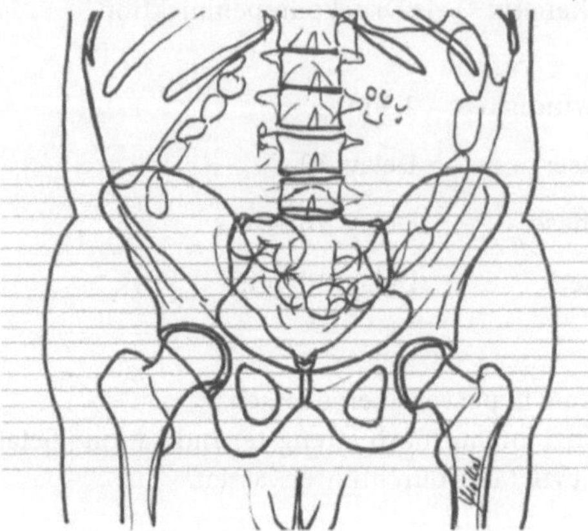

Vorbereitung

- Nahrungskarenz von 3 Stunden (i.v.-KM-Gabe).
- Nach KM-Unverträglichkeit (Jodallergie), Schilddrüsen- (TSH) und Nierenfunktion (Kreatinin) fragen.
- Harnblase vor der Untersuchung nicht entleeren (Untersuchung mit gefüllter Harnblase).
- Ca. $1-1^{1}/_{2}$ h vor der Untersuchung fraktionierte Applikation von 1000 ml für CT geeignetes KM oral.
- Bei Frauen evtl. Scheidentampon einführen lassen.
- Evtl. rektale Instillation von handwarmem geeignetem KM (ca. 500 ml in einem Einmalkolonbeutel mit Zuleitungsschlauch oder 150 ml im Einmal-Klistier).

Material

1000 ml für CT geeignetes KM oral (z.B. Micropaque CT oder jodhaltiges KM in 3%iger Verdünnung z.B. Telebrix Gastro®; Cave: Hyperthyreose, Allergie).
- evtl. rektale Instillation von geeignetem KM (als Einmaleinlauf = 150 ml oder ca. 200–500 ml in einem Einmalkolonbeutel mit Zuleitungsschlauch).
- evtl. Injektion von Buscopan (Glucagon) zur Dämpfung der Darmperistaltik in 2-ml-Spritze mit 18er-Nadel (wenn nicht Verweil-Flügelkanüle gelegt ist).

Bei Bedarf i.v.-Kontrastmittelgabe:
1 Verweil- oder Flügelkanüle (16 oder 18 G),
100 ml KM (Injektionsspritze füllen) oder 2 mal 50-ml-Spritzen mit KM (ca. 300 mg Jod/ml z.B. Xenetix®),
Staubinde, Tupfer, Hautdesinfektionsmittel, Pflaster.

Technik

Lagerung

- Rückenlage.
- Arme hinter dem Kopf oder auf der Brust verschränkt.

Geräteeinstellung

	Spiral-CT	Konventionelles CT
Schichtanfang	Crista iliaca (Beckenkamm)	Crista iliaca (Beckenkamm)
Schichtende	etwa Sitzbeinunterrand	etwa Sitzbeinunterrand
Atemlage	inspiratorischer Atemstillstand oder ganz flache Atmung	exspiratorischer Atemstillstand oder flache Atmung
Digitales Übersichtsbild	a.-p. (256 mm)	a.-p. (256 mm)
Neigung der Abtasteinheit	0	0
Schichtdicke	8 mm	8–10 mm, 2–5 mm bei besonderer Fragestellung (z. B. Prostata-, Harnblasentumor)
Schichtabstand		8–10 mm, bei besonderer Fragestellung geringer (der Schichtdicke entsprechend)
Rekonstruktionsindex:	8 mm	
Pitchfaktor:	1,5	
Aufnahmerichtung:	kraniokaudal	kraniokaudal
Dokumentation:	*Weichteilfenster:* Lage (WL) 40–60 HE, Breite (WW) 200–500 HE	*Weichteilfenster:* Lage (WL) 40–60 HE, Breite (WW) 200–500 HE

Serien
- nativ
- 100 ml KM (ca. 300 mg Jod/ml z. B. Xenetix®) als Druckpumpeninjektion.
  Injektionsparameter: 2,5 ml/s
  Delay: 70–80 s
  (Evtl. Spätaufnahme: Delay 3–5 min)

  Dokumentation nach KM: Lage (WL) 70 HE, Breite (WW) 400–600 HE.

Variante
CT nur des kleinen Beckens (z. B. Prostata): Schichtanfang kleines Becken, Schichtende Sitzbeinunterrand, Schichtdicke 5 mm, Vorschub 5 mm bzw. Pitch 1,5 und Rekonstruktionsindex 3–5 mm.

Tipps und Tricks
- Evtl. Spätaufnahmen 20–30 min bei schlechter Darmkontrastierung oder nach i. v. KM-Injektion z. B. bei fraglichem Harnblasenprozess.
- Auch negative Kontrastierung des Darmes möglich (Instillation von Speiseöl z. B. bei intestinalen Fragestellungen).

HWS-CT

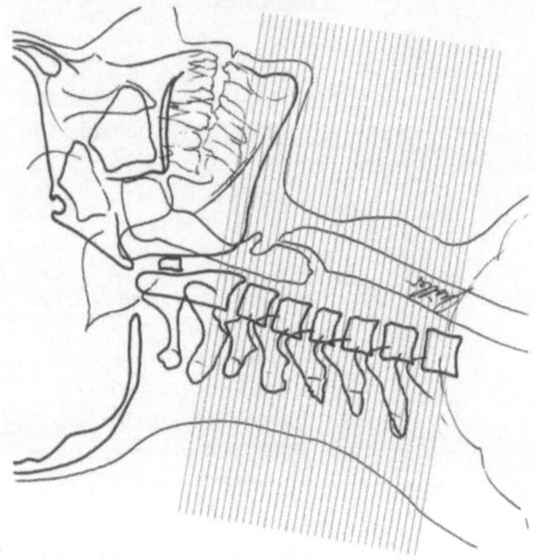

(Einzeichnungsbeispiel: C2–Th1)

Vorbereitung

Röntgen der HWS in 2 Ebenen.
Neurologische Untersuchung.

Technik

Lagerung

- Rückenlage.
- Arme entlang des Körpers.
- Schultern nach unten ziehen lassen (evtl. mit Hilfsmittel: Schlinge um Füße, Seil mit
  Schlaufe usw.).

Geräteeinstellung

	Konventionelles CT	Spiral-CT (zur Wirbelkörperdarstellung z.B. bei Frage nach Fraktur)
Schichtanfang	nach klinischen Angaben	nach klinischen Angaben
Schichtende	nach klinischen Angaben	nach klinischen Angaben
Atemlage	Atemstillstand, nicht schlucken	inspiratorischer Atemstillstand
Digitales Übersichtsbild	seitlich (256 mm)	seitlich (256 mm)
Neigung der Abtasteinheit	parallel zur Bandscheibe, dann meist mit kontinuierlich einem Winkel (zur besseren Rekonstruktion)	0 oder parallel zur Bandscheibe dann kontinuierlich
Schichtdicke	2–4 mm	3 mm
Schichtabstand	2–4 mm	
Rekonstruktionsindex:		2 mm
Pitchfaktor:		1,25–1,8
Aufnahmerichtung:	kraniokaudal	kraniokaudal
Dokumentation:	*Weichteilfenster:* Lage (WL) 30–40 HE, Breite (WW) 200–300 HE *Evtl. Knochenfenster:* Lage 200–500 HE, Breite ca. 1000–1800 HE	*Knochenfenster:* Lage 200–500 HE, Breite ca. 1000–1800 HE *evtl. Weichteilfenster:* Lage (WL) 30–40 HE, Breite (WW) 200–300 HE

Varianten

Myelo-CT (siehe CT der LWS, meist im Anschluss an eine Myelographie).

KM-CT der HWS (z.B. bei Frage Tumor).

Material
1 Verweil- oder Flügelkanüle (16 oder 18 G).
Staubinde, Tupfer, Hautdesinfektionsmittel, Pflaster.
100 ml KM (ca. 300 mg Jod/ml z.B. Xenetix®), Injektor füllen (oder in zwei 50-ml-Spritzen, Bolusinjektion)

Injektionsgeschwindigkeit:	2,5 ml/s
Delay:	50–60 s

Tipps und Tricks
- Digitales Übersichtsbild mit allen Scans dokumentieren.
- Sagittale Rekonstruktion über pathologischen Befund (Dokumentation in Knochen und Weichteilfenster).
- Entsprechende Wirbelkörperhöhen jeweils beschriften (C4, C5 bzw. im Zwischenwirbelraum C4/C5).

LWS-CT

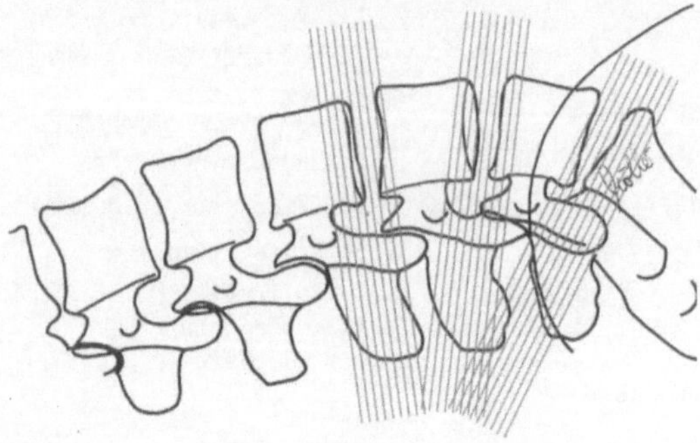

(Einzeichnungsbeispiel: L3–S1)

Vorbereitung

Röntgen der LWS (evtl. BWS) in 2 Ebenen.
Neurologische Untersuchung.

Technik

Lagerung

- Rückenlage.
- Arme hinter dem Kopf oder auf der Brust verschränkt.
- Ausgleich der Lendenlordose bei lumbalem CT (Knierolle, Keilkissen unter dem Becken).
- Atemlage: flache Atmung.

Geräteeinstellung

	Konventionelles CT	Spiral-CT (zur Wirbelkörperdarstellung z. B. bei Frage nach Fraktur)
Schichtanfang	nach klinischen Angaben (z. B. L3)	nach klinischen Angaben
Schichtende	nach klinischen Angaben (z. B. S1)	nach klinischen Angaben
Atemlage	Atemstillstand oder flache Atmung	Atemstillstand oder flache Atmung
Digitales Übersichtsbild	seitlich (256 mm)	seitlich (256 mm)
Neigung der Abtasteinheit	Jeweils parallel zur Bandscheibe bzw. Wirbelkörperdeckplatte	0 oder parallel zur Deckplatte des interessierenden Wirbel- körpers, dann kontinuierlich
Schichtdicke	2–4 mm	3–5 mm
Schichtabstand	4 mm	
Rekonstruktionsindex:		2 (bis 3) mm
Pitchfaktor:		1,5 (bis 2)
Aufnahmerichtung:	kraniokaudal	kraniokaudal
Dokumentation:	*Weichteilfenster:* Lage (WL) 30–40 HE, Breite (WW) 200–300 HE *Evtl. Knochenfenster:* Lage 200–500 HE, Breite ca. 1000–1800 HE	*Knochenfenster:* Lage 200–500 HE, Breite ca. 1000–1800 HE *evtl. Weichteilfenster:* Lage (WL) 30–40 HE, Breite (WW) 200–300 HE

Variante

Myelo-CT

Vorbereitung
Aufklärungsgespräch, Einverständniserklärung (bei Myelo-CT).

Material (steril)
Spinalnadel (atraumatisch).
10-ml-Spritze mit 10-ml-Kontrastmittel geeignet für intrathekale Gabe (nichtionisch,
z. B. Solutrast 200 M).
Lochtuch, Handschuhe, Tupfer.
Hautdesinfektionsspray (z. B. Cutasept).
Kontrastmittel (zum Nachspritzen).
Sterile Röhrchen (zur Liquoruntersuchung).
Schaumstoffkeil.

Lagerung
– Patient in Seitenlage, Knie stark angezogen.
– Hals gebeugt (Kinn an die Brust angezogen).

Punktion

- Punktion des Spinalkanals meist in Höhe L3/4 (bzw. L4/5).
- Abnahme des Liquors zur zytologischen Untersuchung.
- Injektion des KM (Injektionsgeschwindigkeit 10 ml/60 s).
- Nach Injektionsende Nadel entfernen, Patient 1 mal um eigene Achse drehen lassen.

Dokumentation

- Fensterlage: 40 – 60 HE (bei starker KM-Konzentration höher),
- Fensterbreite: 400 – 500 HE (bei starker KM-Konzentration bis 2000 HE).

Nachsorge

- 24 Stunden Bettruhe.
- Kopfteil stark erhöht (Körperlage sonst egal) für ca. 8 h.
- Vermehrte Flüssigkeitszufuhr (ca. 2 – 3 l).
- Kopfschmerzen (durch Liquorunterdruck meist erst am Folgetag): Flachlagerung, zunächst keine Schmerzmittel.

KM-CT der LWS (z. B. bei Frage Tumor, Rezidivprolaps oder postoperative Narbenbildung

Material

1 Verweil- oder Flügelkanüle (16 oder 18 G).
Staubinde, Tupfer, Hautdesinfektionsmittel, Pflaster.
100 ml KM (ca. 300 mg Jod/ml z. B. Xenetix®), Injektor füllen (oder in zwei 50 ml-Spritzen, Bolusinjektion ca. 30 s vor Beginn der Scans).

Injektionsgeschwindigkeit: 2,5 ml/s
Delay: 60 – 180 s

Tipps und Tricks

- Sagittale Rekonstruktion über pathologischen Befund (Dokumentation in Knochen und Weichteilfenster).
- Digitales Übersichtsbild (Topogramm) nach jedem Höhenwechsel mit abfotografieren, um Schichthöhe besser nachvollziehen zu können.
- Entsprechende Wirbelkörperhöhen jeweils beschriften (L4, L5 bzw. im Zwischenwirbelraum L4/L5).
- Übersichtsbild mit allen durchgeführten Scans am Ende dokumentieren.
- Myelo-CT nach vorangegangener konventioneller Myelographie: ca. 3 – 4 h warten, da sonst das KM zu konzentriert ist und Artefakte verursachen kann.
- Für jedes Segment einen Referenzscan durchführen, um Größe anzupassen. In der mittleren LWS sollte die Bauchaorta und in Höhe von L5/S1 die Iliosakralfugen sichtbar sein.

CT des Bewegungsapparates

Vorbereitung
Röntgenuntersuchung der Extremität bzw. des Gelenkes.

Schulter

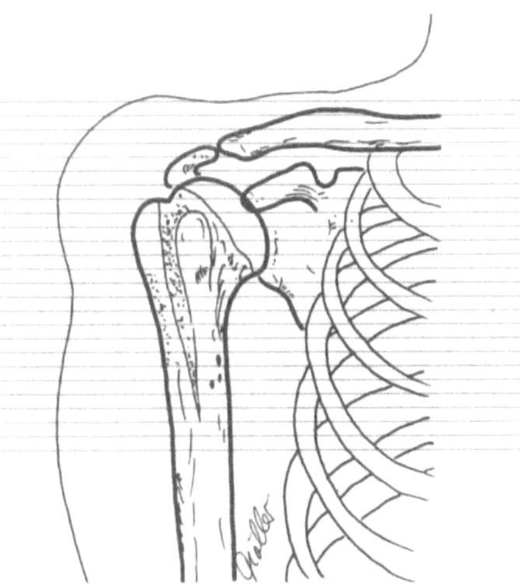

Technik

Lagerung
Schultergelenk: Rückenlage, gesunden Arm über den Kopf, zu untersuchenden Arm entlang des Körpers und zentrisch lagern. Gesunde Seite dazu unterpolstern. (Bei Spiral-CT auch möglich: beide Arme entlang des Körpers, evtl. Seitenvergleich).

Geräteeinstellung

	Spiral-CT	Konventionelles CT
Schichtanfang	nach klinischen Angaben (z. B. Oberrand des Acromio-Claviculargelenkes)	nach klinischen Angaben (z. B. Oberrand des Acromio-Claviculargelenkes)
Schichtende	nach klinischen Angaben (z. B. Scapulaspitze)	nach klinischen Angaben (z. B. Scapulaspitze)
Atemlage	Atemstillstand z. B. bei Schulter, sonst ruhig weiteratmen lassen	Atemstillstand z. B. bei Schulter, sonst ruhig weiteratmen lassen
Digitales Übersichtsbild	a.-p. (256 mm)	a.-p. (256 mm)
Neigung der Abtasteinheit	0	0
Schichtdicke	2–4 mm	2–4 mm
Schichtabstand		2–4 mm
Rekonstruktionsindex:	2 mm evtl. HR-Modus	evtl. HR-Modus
Pitchfaktor:	Gelenke: 1,25–1,5 Extremitäten 1,25–2	
Aufnahmerichtung:	kraniokaudal	kraniokaudal
Rekonstruktionen	coronar und sagittal	
Dokumentation:	*Knochenfenster:* Lage 200–500 HE, Breite ca. 1400–1800 HE *Weichteilfenster:* Lage (WL) 30–50 HE, Breite (WW) 200–400 HE	*Knochenfenster:* Lage 200–500 HE, Breite ca. 1400–1800 HE *Weichteilfenster:* Lage (WL) 30–50 HE, Breite (WW) 200–400 HE

Varianten

CT-Arthrographie der Gelenke (z. B. Schultergelenk)

Material (steriler Tisch)
1 × 10-ml-Spritze mit 18er-Nadel (für Anästhesie).
1 × 5-ml-Spritze (mit Kontrastmittel, 3–5 ml, ca. 300 mg Jod/ml z. B. Xenetix®).
1 × Spinalnadel 22 G (schwarz).
1 flexibler Kunststoffverbindungsschlauch (ca. 20 cm lang).
Steriles Lochtuch.
Sterile Tupfer.
Sterile Handschuhe.
Hautdesinfektionsmittel, Lokalanästhetikum, Pflaster.

Technik

Vorbereitung
Flache Rückenlage.
Arm in leichter Abduktionshaltung und Außenrotation, Hautdesinfektion, steril abdecken.

Punktion

Oberflächliche Hautanästhesie.

Unter CT-Kontrolle Markierung der Einstichstelle etwa in Mitte des Gelenkspalts.

Unter ständiger langsamer Lokalanästhesie-Injektion senkrechte Punktion des Gelenkspaltes von ventral.

Intraartikuläre Injektion von 3–5 ml KM.

Entfernen der Kanüle.

Aktive und passive Bewegungsübungen, bis gleichmäßiger Beschlag erreicht ist.

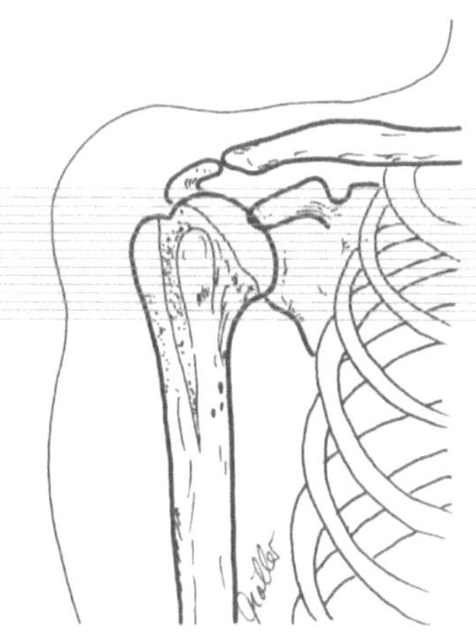

Geräteeinstellung

	Spiral-CT	Konventionelles CT
Schichtanfang	nach klinischen Angaben (Gelenkpfannenoberrand)	nach klinischen Angaben (Gelenkpfannenoberrand)
Schichtende	nach klinischen Angaben (Gelenkpfannenunterrand)	nach klinischen Angaben (Gelenkpfannenunterrand)
Atemlage	Atemstillstand z. B. bei Schulter, sonst ruhig weiteratmen lassen	Atemstillstand z. B. bei Schulter, sonst ruhig weiteratmen lassen
Digitales Übersichtsbild	a.-p. (256 mm)	a.-p. (256 mm)
Neigung der Abtasteinheit	0	0
Schichtdicke	2–3 mm	2–4 mm
Schichtabstand		2–4 mm
Rekonstruktionsindex:	1–2 mm evtl. HR-Modus	evtl. HR-Modus
Pitchfaktor:	1–1,25	
Aufnahmerichtung:	kraniokaudal	kraniokaudal
Rekonstruktionen	coronar und sagittal	
Dokumentation:	*Knochenfenster:* Lage 200–500 HE, Breite ca. 1400–1800 HE *Weichteilfenster:* Lage (WL) 30–50 HE, Breite (WW) 200–400 HE	*Knochenfenster:* Lage 200–500 HE, Breite ca. 1400–1800 HE *Weichteilfenster:* Lage (WL) 30–50 HE, Breite (WW) 200–400 HE

Ellbogengelenk

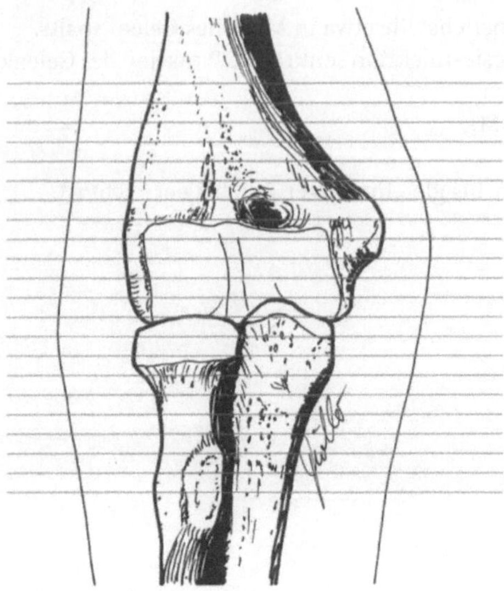

Lagerung
Bauchlage.

Arm der zu untersuchenden Seite über Kopf ausgestreckt, Handfläche flach aufliegend
oder
Arm der zu untersuchenden Seite mit 90° abgewinkeltem Ellbogen über (evtl. etwas
eingezogenem oder zur Seite gelagerten) Kopf, Hand aufgelegt.

	Spiral-CT	Konventionelles CT
Schichtanfang	Distaler Oberarm	Distaler Oberarm
Schichtende	Proximaler Unterarm	Proximaler Unterarm
Atemlage	ruhig weiteratmen lassen	ruhig weiteratmen lassen
Digitales Übersichtsbild	a.-p. (256 mm)	a.-p. (256 mm)
Neigung der Abtasteinheit	0	0
Schichtdicke	2–3 mm	2–4 mm
Schichtabstand		2–4 mm
Rekonstruktionsindex:	1,5–2 mm evtl. HR-Modus	evtl. HR-Modus
Pitchfaktor:	(1,25–)1,5	
Aufnahmerichtung:	kaudokranial	kaudokranial
Rekonstruktionen	coronar und sagittal	
Dokumentation:	*Knochenfenster:* Lage 200–500 HE, Breite ca. 1400–1800 HE *Weichteilfenster:* Lage (WL) 30–50 HE, Breite (WW) 200–400 HE	*Knochenfenster:* Lage 200–500 HE, Breite ca. 1400–1800 HE *Weichteilfenster:* Lage (WL) 30–50 HE, Breite (WW) 200–400 HE

Hand

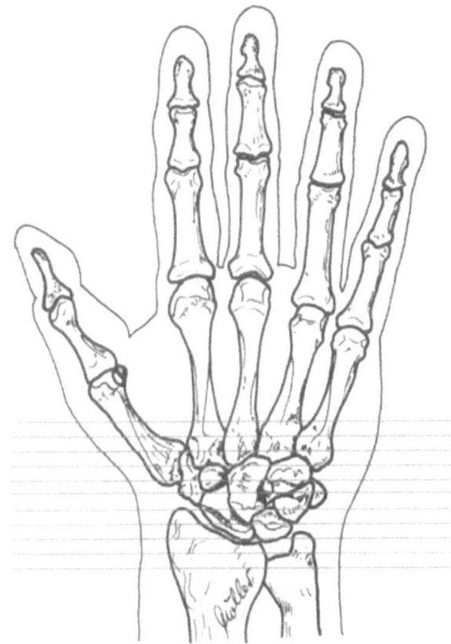

Lagerung
Bauchlage.

Axial
Hände über Kopf ausgestreckt, entweder flach mit Handinnenflächen aufliegend oder
Handinnenflächen aneinander fixiert und die Kleinfingerballen aufliegend.

Koronar
Arme (mit 90° abgewinkeltem Ellbogen) über (evtl. etwas eingezogenem oder zur Seite
gelagerten) Kopf. Die gestreckten Hände liegen hintereinander, Kleinfingerseite auf
dem Tisch.

Sagittal (selten)
Wie coronar, nur beide Handflächen liegen übereinander, kleinfingerseitig abduziert
der anderen Handfläche bzw. dem Tisch auf.

	Spiral-CT	Konventionelles CT
Schichtanfang	proximales Drittel der Mittelhandknochen	proximales Drittel der Mittelhandknochen
Schichtende	distale Ulna	distale Ulna
Atemlage	ruhig weiteratmen lassen	ruhig weiteratmen lassen
Digitales Übersichtsbild	a.-p. (128 oder 256 mm)	a.-p. (128 oder 265 mm)
Neigung der Abtasteinheit	0	0
Schichtdicke	2–3 mm (für Sekundärrekonstruktion evtl. 1 mm)	2(–4) mm
Schichtabstand		2(–4) mm
Rekonstruktionsindex:	1,5 mm (evtl. 1 mm) evtl. HR-Modus	evtl. HR-Modus
Pitchfaktor:	1,5 (evtl. 1,25)	
Aufnahmerichtung:	kraniokaudal	kraniokaudal
Dokumentation:	*Knochenfenster:* Lage 200–500 HE, Breite ca. 1400–1800 HE (*Weichteilfenster:* Lage (WL) 30–50 HE, Breite (WW) 200–400 HE)	*Knochenfenster:* Lage 200–500 HE, Breite ca. 1400–1800 HE (*Weichteilfenster:* Lage (WL) 30–50 HE, Breite (WW) 200–400 HE)

Varianten

Bei Frage nach Handwurzelknochen dünne Schichten (1,5–2 mm), geringen Abstand (1 mm), kleinen Pitch (1–1,25) und HR-Modus verwenden.

Hüfte

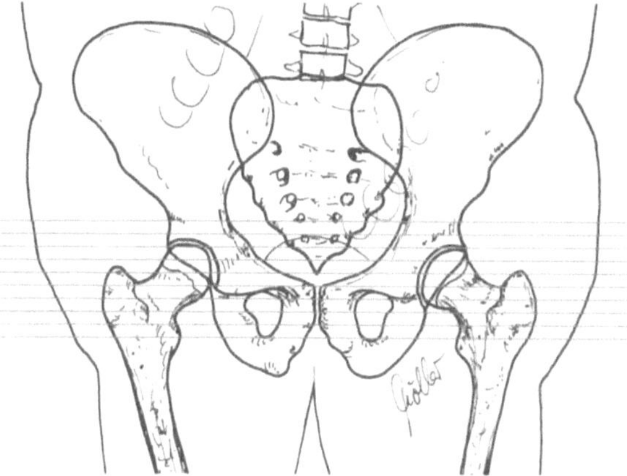

Lagerung

Rückenlage, Arme über dem Bauch verschränkt.

	Spiral-CT	Konventionelles CT
Schichtanfang	Oberes Pfannendach	Oberes Pfannendach
Schichtende	Trochanter minor	Trochanter minor
Atemlage	ruhig weiteratmen lassen	ruhig weiteratmen lassen
Digitales Übersichtsbild	a.-p. (256 mm)	a.-p. (256 mm)
Neigung der Abtasteinheit	0	0
Schichtdicke	3 – 5 mm	4 mm
Schichtabstand		4 mm
Rekonstruktionsindex:	2 – 3 mm (für 3-D-Rekonstruktion: 1,5 mm) evtl. HR-Modus	evtl. HR-Modus
Pitchfaktor:	1,5 – 2	
Aufnahmerichtung:	kraniokaudal	kraniokaudal
Rekonstruktionen	3-D-Rekonstruktion	
Dokumentation:	*Knochenfenster:* Lage 200 – 500 HE, Breite ca. 1400 – 1800 HE *Weichteilfenster:* Lage (WL) 30 – 50 HE, Breite (WW) 200 – 400 HE	*Knochenfenster:* Lage 200 – 500 HE, Breite ca. 1400 – 1800 HE *Weichteilfenster:* Lage (WL) 30 – 50 HE, Breite (WW) 200 – 400 HE

Knie

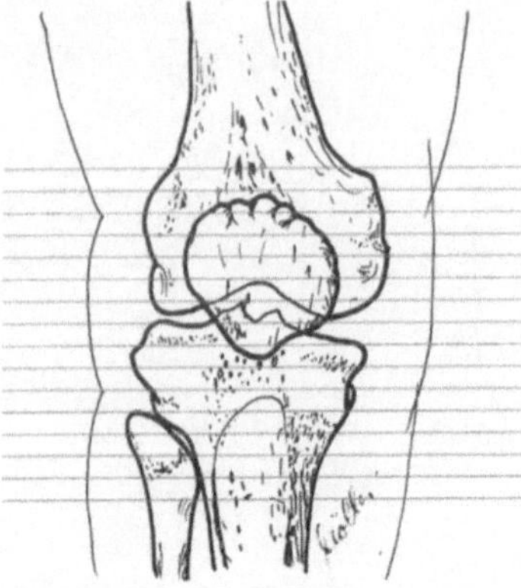

Lagerung
Rückenlage, Arme über dem Bauch verschränkt.
Beide Füße voran jeweils seitlich fixiert.

	Spiral-CT	Konventionelles CT
Schichtanfang	nach klinischen Angaben z.B. distaler Femur	nach klinischen Angaben z.B. distaler Femur
Schichtende	nach klinischen Angaben z.B. proximaler Unterschenkel	nach klinischen Angaben z.B. proximaler Unterschenkel
Atemlage	ruhig weiteratmen lassen	ruhig weiteratmen lassen
Digitales Übersichtsbild	a.-p. (256 mm)	a.-p. (256 mm)
Neigung der Abtasteinheit	0	0
Schichtdicke	3 (–5) mm	4 mm
Schichtabstand		4 mm
Rekonstruktionsindex:	2 (–3) mm (für 3-D-Rekonstruktion: 1,5 mm) evtl. HR-Modus	evtl. HR-Modus
Pitchfaktor:	1,5 (für 3-D-Rekonstruktion: 2)	
Aufnahmerichtung:	kraniokaudal	kraniokaudal
Rekonstruktionen	evtl. 3-D	
Dokumentation:	*Knochenfenster:* Lage 200–500 HE, Breite ca. 1400–1800 HE *Weichteilfenster:* Lage (WL) 30–50 HE, Breite (WW) 200–400 HE	*Knochenfenster:* Lage 200–500 HE, Breite ca. 1400–1800 HE *Weichteilfenster:* Lage (WL) 30–50 HE, Breite (WW) 200–400 HE

Fuß

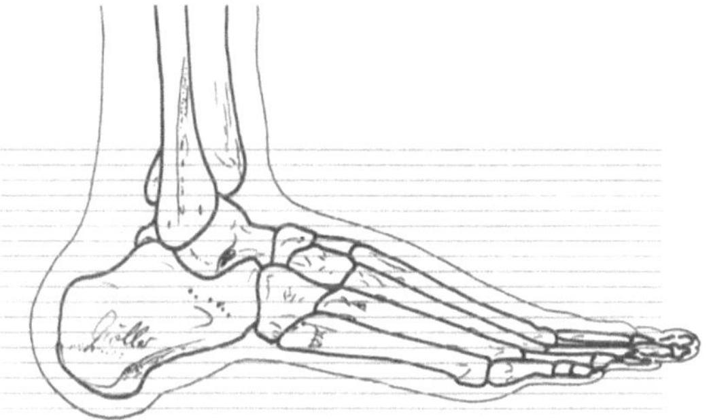

Lagerung

Rückenlage, Arme über dem Bauch verschränkt, bd. Füße voran.
Frage nach Calcaneusprozess: Fußsohle senkrecht zum Tisch.
Frage nach Vor-, Mittelfuß und Fußwurzelknochen: Fußsohle aufstellen (Knie gebeugt).

	Spiral-CT	Konventionelles CT
Schichtanfang	nach klinischen Angaben z.B. distaler Unterschenkel	nach klinischen Angaben z.B. distaler Unterschenkel
Schichtende	nach klinischen Angaben z.B. Calcaneusende	nach klinischen Angaben z.B. Calcaneusende
Atemlage	ruhig weiteratmen lassen	ruhig weiteratmen lassen
Digitales Übersichtsbild	a.-p. (256 mm)	a.-p. (256 mm)
Neigung der Abtasteinheit	0	0
Schichtdicke	2 – 3 mm (evtl. 1,5 mm für Sekundärrekonstruktion)	2 mm
Schichtabstand		2 mm
Rekonstruktionsindex:	1–2 mm evtl. HR-Modus	evtl. HR-Modus
Pitchfaktor:	1,5 (evtl. 1,25 für Sekundärrekonstruktion)	
Aufnahmerichtung:	kraniokaudal	kraniokaudal
Rekonstruktionen	evtl. 3-D	
Dokumentation:	*Knochenfenster:* Lage 200–500 HE, Breite ca. 1400–1800 HE *Weichteilfenster:* Lage (WL) 30–50 HE, Breite (WW) 200–400 HE	*Knochenfenster:* Lage 200–500 HE, Breite ca. 1400–1800 HE *Weichteilfenster:* Lage (WL) 30–50 HE, Breite (WW) 200–400 HE

Tipps und Tricks

- Digitales Übersichtsbild mit allen Scans dokumentieren.
- Rekonstruktion (evtl. 3-D, Dokumentation in Knochen und Weichteilfenster).
- Bei bekannten Frakturen Untersuchung auch im Gips möglich: Bein im Gips auflegen, anderes Bein aufstellen und anziehen.

CT-Angiographie

Vorbereitung
- Nahrungskarenz von 3 Stunden (i. v.-KM-Gabe).
- Keine orale Kontrastmittelgabe!

Material
1 Verweilkanüle (16 oder 18 G).
Injektorspritze mit KM füllen (ca. 300 mg Jod/ml z. B. Xenetix®).
Staubinde, Tupfer, Hautdesinfektionsmittel, Pflaster.

Schädel-CT-Angiographie

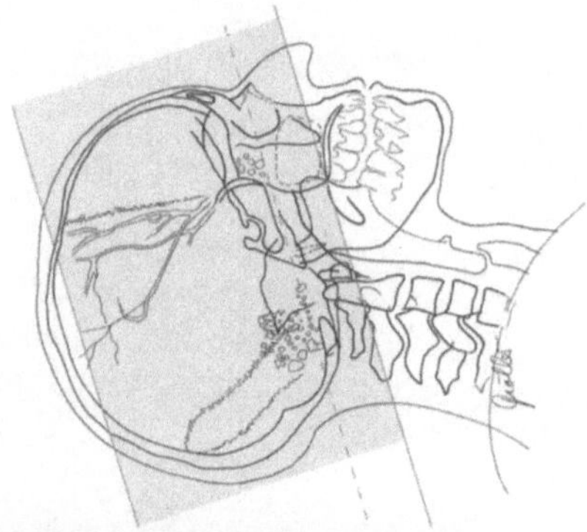

Intracranielle Gefäße

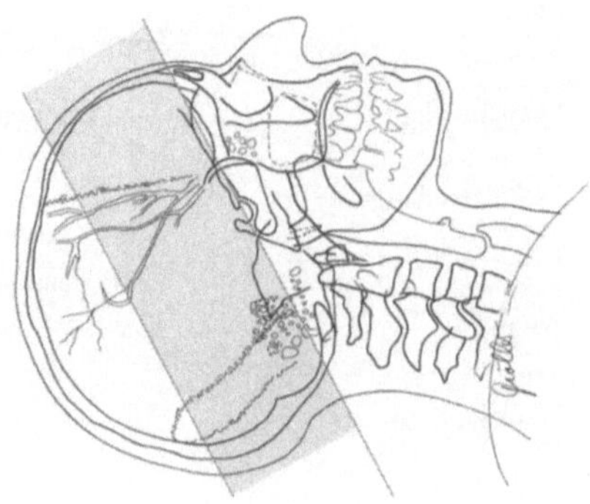

Circulus arteriosus Willisii

Technik

Lagerung
- Rückenlage, Unterschenkel unterpolstern.
- Arme entlang des Körpers.
- Kopf in Kopfschale fixiert.

Spiral-CT	Intracranielle Gefäße	Circulus arteriosus Willisii
Schichtanfang	Harter Gaumen bzw. Unterrand C2	Ende der Felsenbeine
Schichtende	Scheitel	Schädelmitte (maximal bis Ende des Ventrikelsystems)
Atemlage	flache Atmung	flache Atmung
Digitales Übersichtsbild	seitlich (256 mm)	seitlich (256 mm)
Neigung der Abtasteinheit	parallel zur Kanthomeatallinie	parallel zur Schädelbasis
Schichtdicke	3 mm	2 mm
Rekonstruktionsindex:	2 mm	1 mm
Pitchfaktor:	1,0 – 1,25	1,0 – 1,25
Aufnahmerichtung:	kaudokranial	kaudokranial
Dokumentation:	3-D-Nachbearbeitung nach MIP, multiplanare Rekonstruktion	3-D-Nachbearbeitung nach MIP, multiplanare Rekonstruktion
KM-Menge (ca. 300 mg Jod/ml)	120 – 140 ml	120 – 140 ml
Flow	2,5 ml – 2,8 ml/s	2,5 – 3,5 ml/s
Delay	15 – 25 s	15 – 25 s

CT-Hals-Angiographie

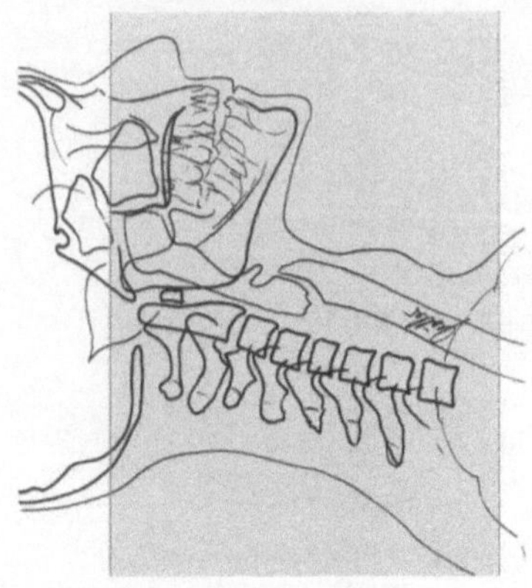

Spiral-CT	Hals-Angiographie
Schichtanfang	Äußerer Gehörgang
Schichtende	Jugulum
Atemlage	Atemstillstand, nicht Schlucken
Digitales Übersichtsbild	seitlich (256 mm) oder ap (256 mm)
Neigung der Abtasteinheit	0
Schichtdicke	3 mm
Rekonstruktionsindex:	1,5–2 mm
Pitchfaktor:	1,5 (–2)
Aufnahmerichtung:	Kaudokranial
Dokumentation:	3-D-Nachbearbeitung nach MIP, multiplanare Rekonstruktion
KM-Menge (ca. 300 mg Jod/ml)	100–120 ml
Flow	2,5–3,0 ml/s
Delay	15–20 s

Thorakale und abdominelle CT-Angiographie der Aorta

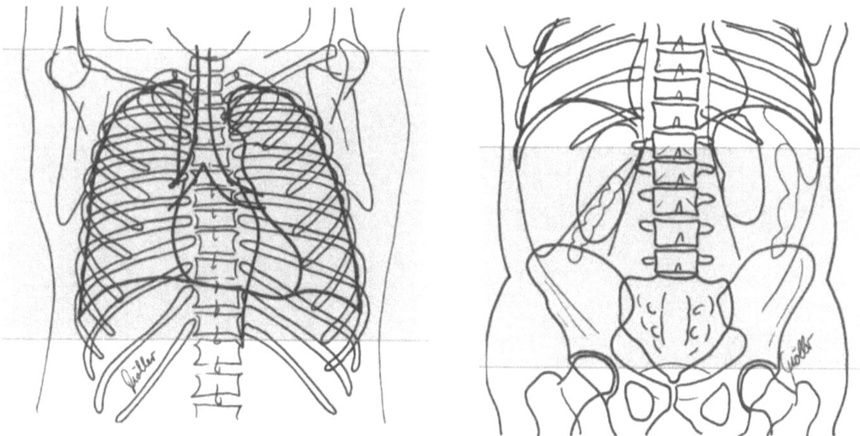

Technik

Lagerung
- Rückenlage, Unterschenkel unterpolstern.
- Arme über dem Kopf oder in Arm-Auflage.

Spiral-CT	Thorakale Aorta	Abdominelle Aorta
Schichtanfang	Zwerchfell	Zwerchfell
Schichtende	Jugulum	Becken
Atemlage	inspiratorischer Atemstillstand	inspiratorischer Atemstillstand
Digitales Übersichtsbild	a.p. (512 mm)	a.p. (512 mm)
Neigung der Abtasteinheit	0	0
Schichtdicke	3 (–5) mm	3 (–5) mm
Rekonstruktionsindex:	2 (–3) mm	2 (–3) mm
Pitchfaktor:	1,5 – 2	1,5 – 2
Aufnahmerichtung:	kaudokranial	kraniokaudal
Dokumentation:	3-D-Nachbearbeitung nach MIP, multiplanare Rekonstruktion	3-D-Nachbearbeitung nach MIP, multiplanare Rekonstruktion
KM-Menge (ca. 300 mg Jod/ml)	100 – 150 ml	100 – 150 ml
Flow	2,5 – 3,0 ml/s	2,5 – 3,0 ml/s
Delay	ca. 20 – 25 s/abhängig von Kreislaufsituation	ca. 25 – 28 s/abhängig von Kreislaufsituation

Varianten

Gesamte Aorta (z. B. Dissektion): langes digitales Übersichtsbild (a.p.: 750 – 800 mm),
Schichtdicke (5 mm), Rekonstruktionsindex (3 mm) und Pitchfaktor (3) groß wählen.

Nierenarterien- und Becken-Bein-CT-Angiographie

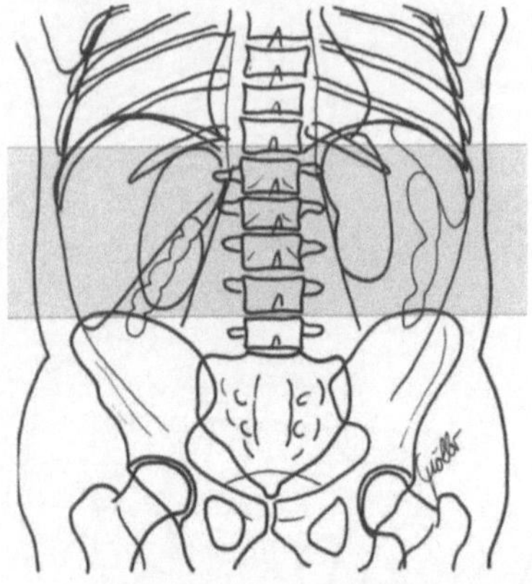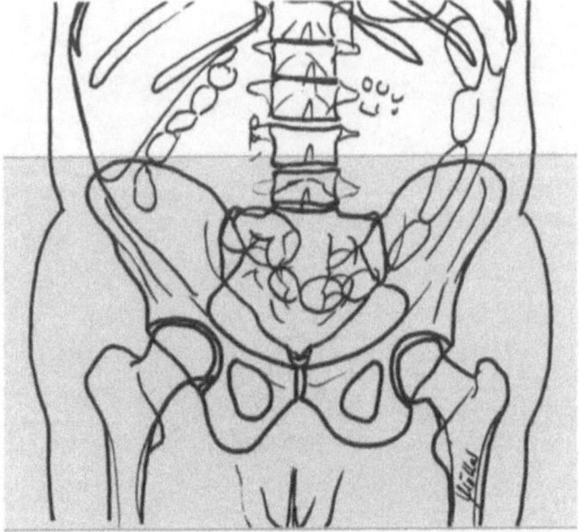

Spiral-CT	Nierenarterien	Becken-Bein-Arterien
Schichtanfang	Zwerchfellsinus	Beckenkamm
Schichtende	Beckenkamm	proximaler Oberschenkel
Atemlage	inspiratorischer Atemstillstand	flache Atmung
Digitales Übersichtsbild	a.p. (256 mm)	a.p. (256 mm)
Neigung der Abtasteinheit	0	0
Schichtdicke	2 mm	3 (–5) mm
Rekonstruktionsindex:	1 mm	1,5 (–3) mm
Pitchfaktor:	1,5	1,5–2,0
Aufnahmerichtung:	kraniokaudal	kraniocaudal
Dokumentation:	3-D-Nachbearbeitung nach MIP, multiplanare Rekonstruktion	3-D-Nachbearbeitung nach MIP, multiplanare Rekonstruktion
KM-Menge (ca. 300 mg Jod/ml)	100–140 ml	120 (–150) ml
Flow	2,5–3,0 ml/s	2,5 ml/s oder 40 ml mit 4 ml/s und 80 ml mit 2 ml/s
Delay	ca. 20–25 s/abhängig von Kreislaufsituation	ca. 25–35 s/abhängig von Kreislaufsituation

Tipps und Tricks

Bei Spiral-CT: Patienten vor der Messung hyperventilieren lassen.

Falls zur Festlegung des Bereichs des kontrastgestützten Datensatzes eine Nativserie erforderlich ist (z.B. unbekannte Ausdehnung eines Bauchaortananeurysmas), sollte die primäre Nativserie zur Dosisreduktion mit 10 mm Schichtdicke, 8–10 mm Rekonstruktionsindex und Pitchfaktor 2,0 durchgeführt werden.

Meist 3-D-Rekonstruktionen.

Magnetresonanztomographien

Neurocranium

Patientenvorbereitung
- Patienten vor Untersuchung auf Toilette schicken.
- Aufklärungsgespräch führen, Patienten Ohrenschutz (z. B. Ohropax) anbieten.
- Metallteile entfernen lassen (Gebiss, Hörgeräte, Haarklammern, Piercing, Ohrringe usw.).
- Evtl. Verweilkanüle legen lassen (z. B. Fragestellung Tumor, MS).
- Nachfragen, ob der Patient den Fragebogen (Herzschrittmacher, Metallteile) verstanden und ausgefüllt hat.

Lagerung
Rückenlage, Kopf in der Kopfspule fixieren, Beine unterpolstern.

Sequenzen
Scout: 3 Ebenen (oder sagittal und transversal).

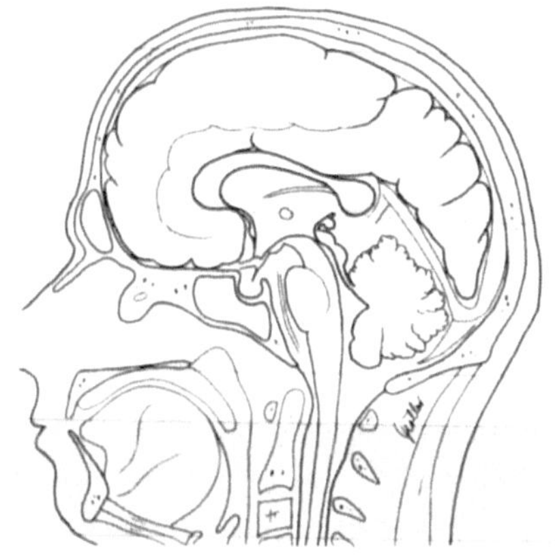

transversale Schicht, 1. + 2. Sequenz

1. Sequenz: *transversal* (Einzeichnen auf Mittelsagittalen, Linie durch vorderes und hinteres Ende des Balkens [parallel zu einer Linie durch die Comissura anterior und posterior]; so viele Schichten, dass das Gehirn vom Scheitel bis zum Kleinhirn [meist bis Foramen-magnum-Linie] komplett abgebildet ist).
T2-Gewichtung (Beispiel: TSE, TR 3500 – 4500, TE 100 – 120).
Schichtdicke: 5 – 6 mm.
Schichtabstand: 20 % der Schichtdicke ($\cong$ 1,0 – 1,2 mm bzw. Faktor 1,2).
Matrix: 512.
Sättiger: parallel zu Schichten, Block unterhalb der untersten Schicht (50 – 80 mm).

2. Sequenz: *transversal* (Orientierung, Schichtdicke, Schichtlage wie Sequenz 1).
T1-Gewichtung (Beispiel: SE, TR 450–600, TE 12–25 oder 3D-FFE: TR so kurz wie möglich, TE 6,9 (1,0 TESLA), 10–12 (0,5 TESLA), Kippwinkel: 30°–70°)

oder

Protonengewichtung (Beispiel: TR 2000–3500, TE 15).
Schichtdicke: 5–6 mm.
Schichtabstand: 20 % der Schichtdicke ($\cong$ 1,0–1,2 mm bzw. Faktor 1,2)

oder

1. + 2. Sequenz als Doppelecho (T2-/Protonendichtegewichtung),
transversal (Orientierung, Schichtdicke, Schichtlage wie Sequenz 1)
(Beispiel: TR 3000–4500, TE 15/100).

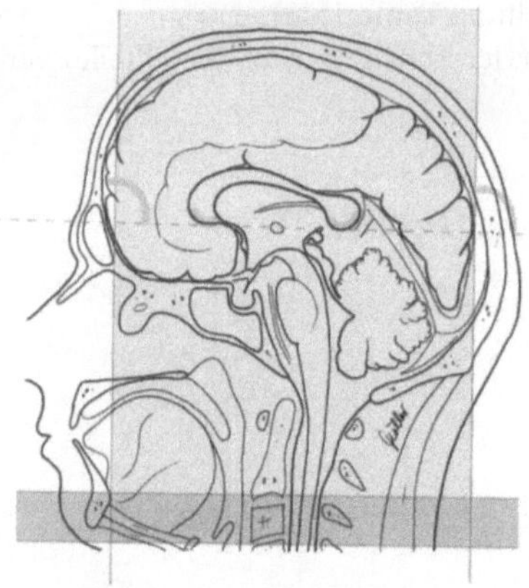

koronare Schicht, 3. Sequenz

3. Sequenz: *koronar* (= senkrecht zu 1).
Flair (Dark fluid, Beispiel: *1,5 TESLA*: TR 9000,TE 120, TI 2300; *1,0 oder 0,5 TESLA*: TR 5000, TE 100, TI 1900).
Schichtdicke: 6 mm.
Schichtabstand: 20 % der Schichtdicke ($\cong$ 1,2 mm bzw. Faktor 1,2).
Sättiger: senkrecht zu Schichten (transversal über den Hals).

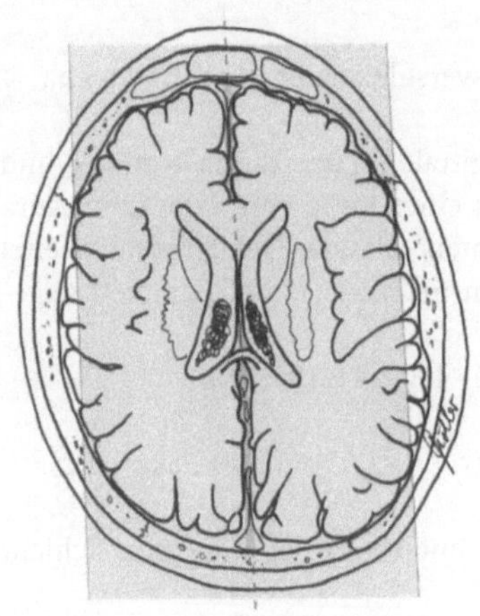

Sagittale Schicht, 4. Sequenz

4. Sequenz: *sagittal.*

T2-Gewichtung (Beispiel: TSE, TR 3500–4500, TE 100; oder FFE, TR 900, TE 27, Kippwinkel: 15°).
Schichtdicke: 5–6 mm.
Schichtabstand: 20% der Schichtdicke ($\cong$ 1,0–1,2 mm bzw. Faktor 1,2).
Sättiger: senkrecht zu Schichten (transversal über den Hals)
oder: Flusskompensation einschalten.

Tipps und Tricks

- Symmetrische Lage: Nasenwurzel beachten.
- Knie unterpolstern.
- Bei Patienten mit Rundrücken Becken unterpolstern, mit HWS-Beschwerden evtl. Kopf anheben und unterpolstern.
- Spiegel an Kopfspule reduziert Platzangst.

Varianten

Blutungsausschluss

1.–4. Sequenz: s. oben.

5. Sequenz: *koronar* (= senkrecht zu 1)
oder *transversal* (Orientierung wie Sequenz 1).
T2-gewichtetes Gradientenecho (Beispiel: *1,5 und 1,0 TESLA*: Flash, TR 800, TE 15/35, Kippwinkel: 20°; *1,0 TESLA*: FFE, TR 675, TE 20, Kippwinkel: 15°; *0,5 TESLA*: FFE, TR 900, TE 27, Kippwinkel: 15°).
Schichtdicke: 5–6 mm.
Schichtabstand: 30% der Schichtdicke ($\cong$ 1,5–1,8 mm bzw. Faktor 1,3).
Sättiger: senkrecht zu Schichten (transversal über den Hals).

Neurocranium nach OP (Tumor)

Patientenvorbereitung: Verweilkanüle mit Verlängerungsschlauch legen lassen.

1. Sequenz: *transversal* T2-Gewichtung (s. oben Basissequenz 1).

2. Sequenz: *transversal* T1-Gewichtung (s. oben Basissequenz 2).

3. Sequenz: *transversal* T1-Gewichtung: exakt wie 2. Sequenz, aber nach KM (z.B. Gd-DTPA).

4. Sequenz: *koronar* T1-Gewichtung, sonst wie 2. Sequenz, aber nach KM.

5. Sequenz: *sagittal* T1-Gewichtung, sonst wie 2. Sequenz, aber nach KM.

Innenohr (z. B. Akustikusneurinom)

Patientenvorbereitung: Verweilkanüle mit Verlängerungsschlauch legen lassen.

1. Sequenz: *koronar* <u>Flair</u> (s. oben wie Basissequenz 3).

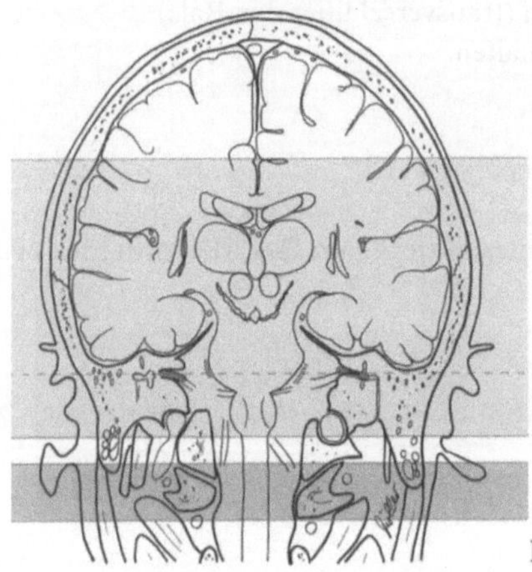

Innenohr, transversale Schicht, 2. Sequenz

2. Sequenz: *transversal* <u>T2-Gewichtung</u> (Beispiel: TSE, TR 4000–4500, TE 120–150).
Schichtdicke: 3–4 mm.
Schichtabstand: 20 % der Schichtdicke ($\cong$ 0,6–0,8 mm bzw. Faktor 1,2).
FOV: ca. 220–240.
Sättiger: parallel zu Schichten, 50–80 mm dicker Block ca. 10 mm unterhalb der untersten Schicht.

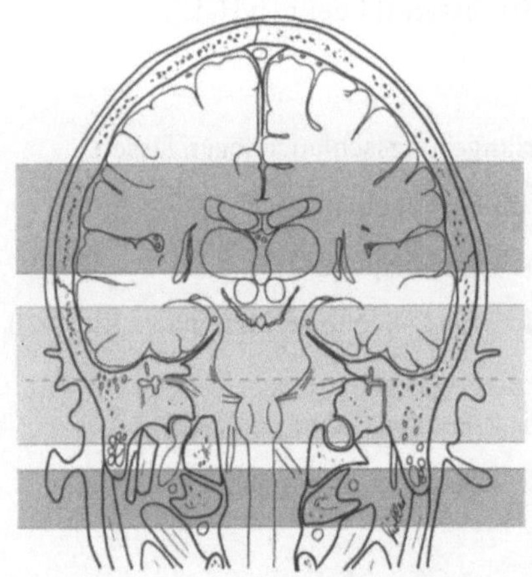

Innenohr, transversale Schicht, 3. Sequenz

3. Sequenz: *transversal* (einzeichnen auf koronarer Schicht).
<u>T1-Gewichtung</u> (Beispiel: SE, TR 450–600, TE 12–25)
oder 3D-FFE: TR so kurz wie möglich, TE 6,9 (1,0 TESLA), 12–13 (0,5 TESLA), Kippwinkel: jeweils 30°).
Schichtdicke: SE (2D) = 2–3 mm; GRE (3D) = 0,8–1,5 mm.

Schichtabstand: SE (2D) = 20 % der Schichtdicke ($\cong$ 0,5 mm bzw. Faktor 1,2);   GRE = lückenlos ($\cong$ 0 mm bzw. Faktor 1,0).
FOV: ca. 210.
Sättiger: SE (2D) = parallel zu Schichten, Block unterhalb der untersten und oberhalb der obersten Schicht.
GRE = kein Sättiger.

4. Sequenz: *transversal*: exakt wie 3. Sequenz aber nach KM (z. B. Gd-DTPA),

evtl.:

5. Sequenz: *transversal*, <u>3-D-T2-Gewichtung</u> hochauflösend (Beispiel: CISS *1,5 und 1,0 Tesla*: TR 12,25, TE 5,9, Kippwinkel 90°, Blockdicke 30–35 mm, Partitionen 40–50, FOV 180–200 (200–220 bei 1,0 TESLA); *1,0 und 0,5 Tesla*: TR 4000, TE 250, Kippwinkel: 90°).

Epilepsie (Temporallappenanpassung)

1. Scout: s. oben.

2. Scout: sagittal über Temporallappen.

1. Sequenz: *transversale* <u>T2-Gewichtung</u> (s. oben wie Basissequenz 1).

2. Sequenz: *koronar* <u>Flair</u> (s. oben wie Basissequenz 3).

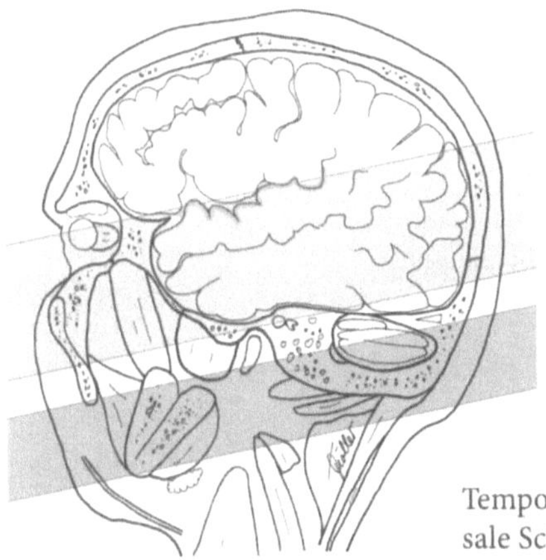

Temporallappen-Darstellung (Epilepsie), transversale Schicht, 3. Sequenz

3. Sequenz: *transversal* (einzeichnen auf Temporallappenscout: parallel zum Verlauf des Temporallappens).
T2-Gewichtung (Beispiel: TSE, TR 3500–4500, TE 100–120).
Schichtdicke: 3 mm.
Schichtabstand: 20 % der Schichtdicke ($\cong$ 0,6 mm bzw. Faktor 1,2).
Matrix: 512 (256).
Sättiger: parallel zu Schichten, Block unterhalb der untersten Schicht.

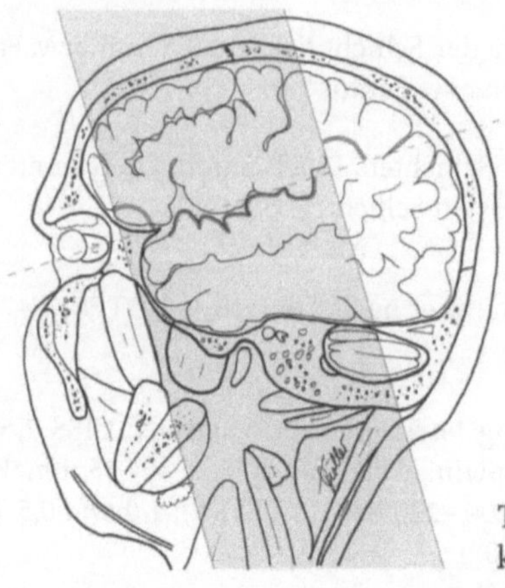

Temporallappen-Darstellung (Epilepsie),
koronare Schicht, 4. Sequenz

4. Sequenz: *koronar* (senkrecht auf den Schichten der 3. Sequenz, nur über Temporal-
lappen insbes. Temporallappenspitze).
TIRM (Beispiel: *1,5 und 1,0 TESLA:* TR 7000, TE 40, Tl 400; *0,5 TESLA:*
TR 2850, TE 20, TI 400).
Schichtdicke: 3 mm.
Schichtabstand: 50 % der Schichtdicke ($\widehat{=}$ 1,5 mm bzw. Faktor 1,5).
Matrix: 512 (256).
Sättiger: nein.

Orbita

Patientenvorbereitung

Verweilkanüle mit Verlängerungsschlauch legen lassen.
Die Augen während der Untersuchung schließen lassen.
Bei Frauen: Abschminken (Artefakte durch Mascara und Make up), tätowierte Lid-
striche ausschließen.
Evtl. Lochblende als Positionierhilfe bzw. zum Fixieren auf einen Punkt.
Kontaktlinsen entfernen lassen.

1. Sequenz: *transversal*, <u>T2-Gewichtung</u> (s. oben wie Basissequenz 1).

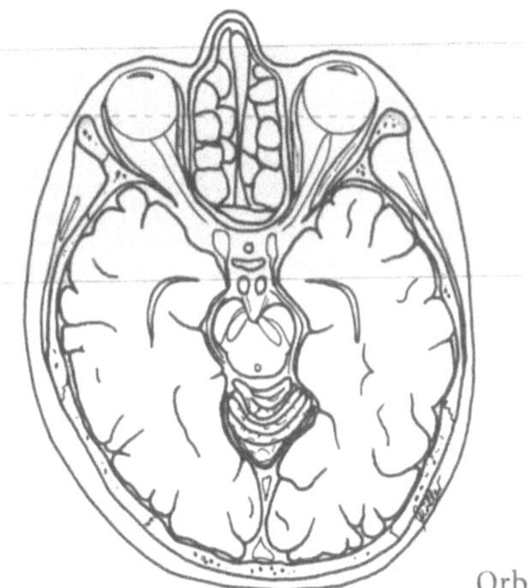

Orbita, koronare Schicht, 2. Sequenz

2. Sequenz: *koronar*, <u>T2-Gewichtung</u>, fettgesättigt (Beispiel: TSE, FS, TR 4000–4500, TE 90–120).
Schichtdicke: 3 mm.
Schichtabstand: 20 % der Schichtdicke ($\cong$ 0,6 mm bzw. Faktor 1,2).
FOV: ca. 200
Sättiger: nein

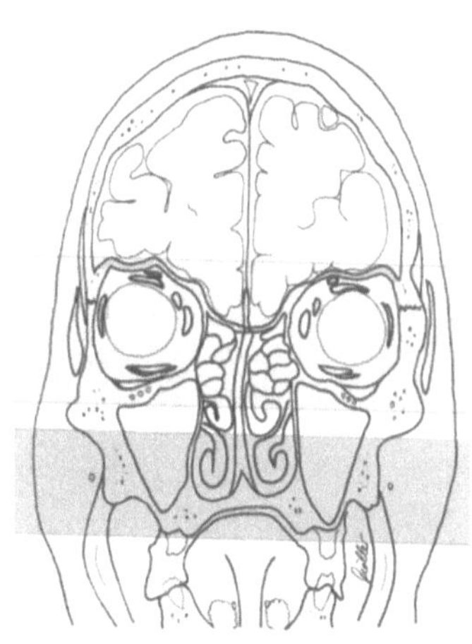

Orbita, transversale Schicht, 3. Sequenz

3. Sequenz: *transversal*, <u>T1-Gewichtung</u> fettgesättigt (Beispiel: SE, FS, TR 450–600, TE 12–25)
oder <u>3D-FFE</u> (Beispiel: TR so kurz wie möglich, TE 6,9 [1,0 TESLA], 12–13 [0,5 TESLA], Kippwinkel: jeweils 30°).
Schichtdicke: 3 mm (bei 3D: 1 mm).
Schichtabstand: SE (2D) = 20 % der Schichtdicke ($\cong$ 0,6 mm bzw. Faktor 1,2); bei 3D = lückenlos (0 % der Schichtdicke, 0 mm; Faktor 1,0).
Sättiger: parallel zu Schichten, Block unterhalb der untersten und oberhalb der obersten Schicht.

4. Sequenz: *transversal*, exakt wie 3. Sequenz, aber nach KM (z.B. Gd-DTPA).

evtl.

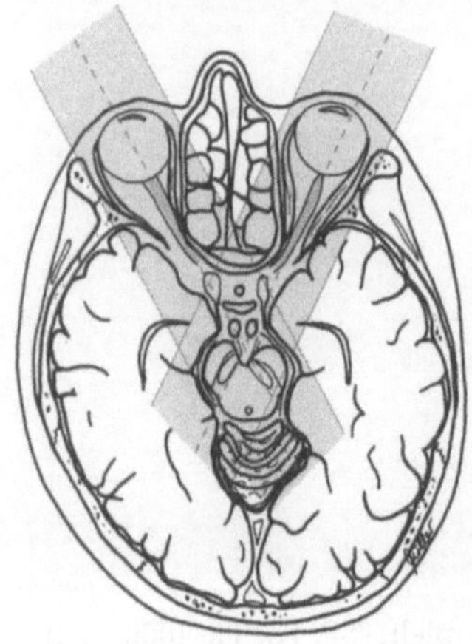

Orbita, parasagittale Schicht, 5. Sequenz

5. Sequenz: *parasagittal* (entlang des Sehnerven, einzeichnen auf transversaler Schicht).
T1-Gewichtung (evtl. fettgesättigt) nach KM-Gabe (Beispiel: SE, TR 400–600, TE 12–25)
oder 3D-FFE (Beispiel: TR so kurz wie möglich, TE 6,9 [1,0 TESLA], 12–13 [0,5 TESLA], Kippwinkel: jeweils 30°).
Schichtdicke: SE (2D) = 3 mm; GRE (3D) = 1–1,5 mm.
Schichtabstand: SE (2D) = 20 % der Schichtdicke ($\cong$ 0,6 mm bzw. Faktor 1,2); bei 3D = lückenlos ($\cong$ 0 % der Schichtdicke, 0 mm; Faktor 1,0).
Sättiger: nein (aber evtl. 50 % Phasenoversampling).

Sella

Patientenvorbereitung: Verweilkanüle mit Verlängerungsschlauch legen lassen.

1. Sequenz: *transversal*, <u>T2-Gewichtung</u> (s. oben wie Basissequenz 1).

2. Sequenz: *koronar*, <u>FLAIR</u> (s. oben wie Basissequenz 3).

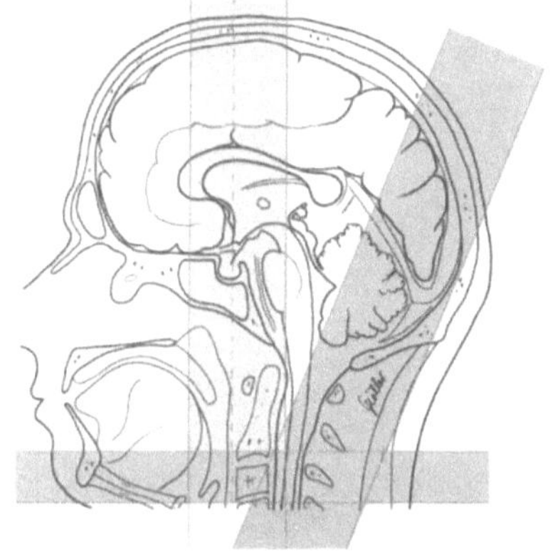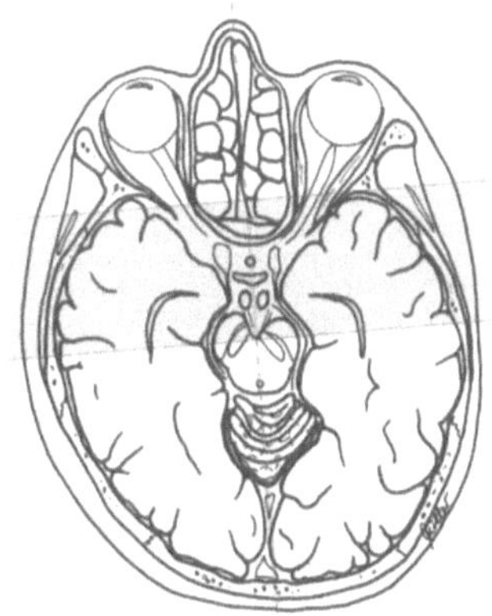

Sella, koronare Schicht, 3. Sequenz

3. Sequenz: *koronar* (einzeichnen auf mediosagittalem Scout über Sella).
<u>T1-Gewichtung</u> (Beispiel: SE, TR 450 – 600, TE 12 – 25)
oder <u>3D-FFE</u> (Beispiel: TR so kurz wie möglich, TE 6,9 [1,0 TESLA], 12 – 13 [0,5 TESLA], Kippwinkel: jeweils 30°).
Schichtdicke: 2 mm (evtl. 1 mm überlappend).
Schichtabstand: SE (2D) = 0 – 20 % der Schichtdicke ($\cong$ 0 – 0,4 mm bzw. Faktor 1 – 1,2); bei 3D = lückenlos ($\cong$ 0 % der Schichtdicke, 0 mm; Faktor 1,0).
Sättiger: a) senkrecht zu Schichten (transversal über den Kopf-Hals-Übergang),
b) paracoronar hinter den Schnitten über den Sinus.
FOV: klein (z. B. 200 mm).

4. Sequenz: *koronar*, exakt wie 3. Sequenz, aber nach KM (z. B. Gd-DTPA).

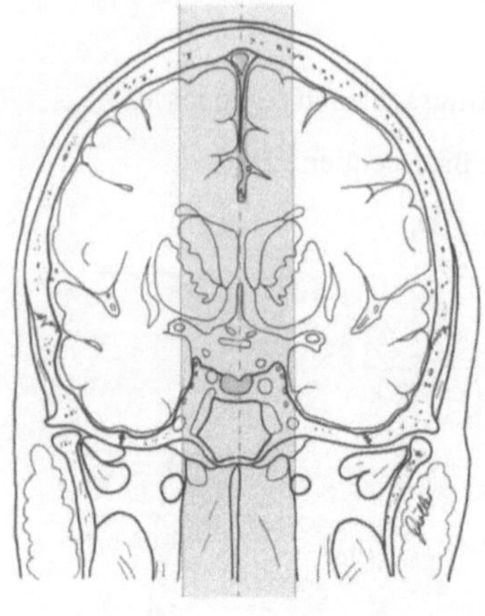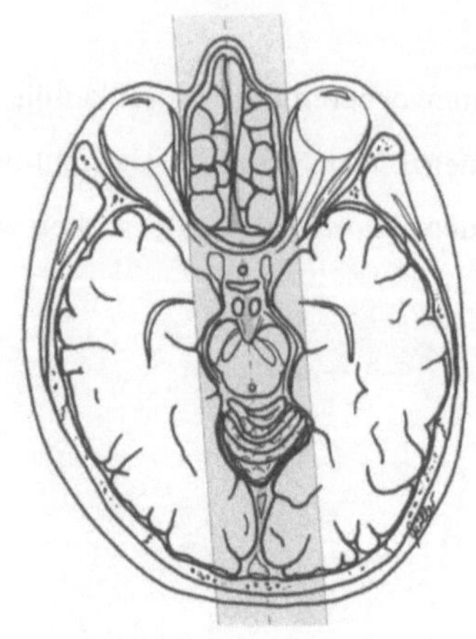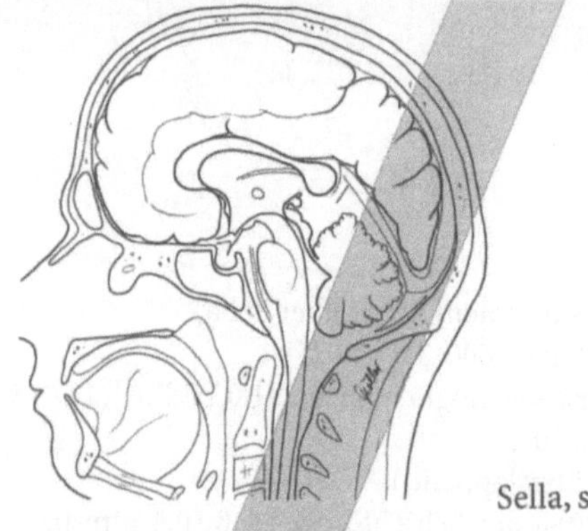

Sella, sagittale Schicht nach KM-Gabe, 5. Sequenz

5. Sequenz: *sagittal* nach KM (z.B. Gd-DTPA) (einzeichnen auf coronarem Scout über Sella).

T1-Gewichtung (Beispiel: SE, TR 450–500, TE 12–25)

oder 3D-FFE (Beispiel: TR so kurz wie möglich, TE 6,9 [1,0 TESLA], 12–13 [0,5 TESLA], Kippwinkel: jeweils 30°).

Schichtdicke: SE (2D) = 2 mm; GRE (3D) 2–3 mm jeweils 50% (≙ 1 bzw. 1,5 mm) überlappend.

Schichtabstand: SE (2D) = 0–20% der Schichtdicke (≙ 0–0,4 mm bzw. Faktor 1–1,2); bei GRE (3D) = lückenlos oder überlappend.

FOV: klein (z.B. 200 mm).

Sättiger: Block koronar über hintere Schädelgrube bzw. Sinus (da Phase PA).

Untersuchungstechnische Variante

Evtl. die 4. Sequenz „dynamisch" (TR so kurz und Turbofaktor so hoch, dass Sequenz ca. 10–15 s dauert. Etwa 15 Sequenzen direkt hintereinander.

T1-Gewichtung (Beispiel: TSE, TR 450–500, TE 10–15, Turbofaktor 7–12

oder 2D-GRE: TR 100, TE minimal, Kippwinkel: 50°–60°

oder 3D-FFE: TR so kurz wie möglich, TE 6,9 [1,0 TESLA], 12–13 [0,5 TESLA], Kippwinkel: jeweils 30°).

- Evtl. zwischen 4. und 5. Sequenz noch eine native sagittale T1-gewichtete Sequenz (wie Sequenz 5, aber ohne KM).
- KM-Injektion bei Beginn der 1. Sequenz in Bolustechnik (ca. 2–3 ml/s).
- KM-Dosis: 0,05 mmol/kg KG Gd-DTPA (zur Detektion von Mikroadenomen: „halbe Dosis": verdeckt Adenome nicht).

Thorax

Vorbereitung
- Patienten vor Untersuchung auf Toilette schicken.
- Aufklärungsgespräch führen.
- Patienten bis auf Unterwäsche entkleiden lassen.
- Metallteile entfernen lassen (Hörgeräte, Haarklammern, BH, Halskette, Piercing usw.).
- Nachfragen, ob Patient den Fragebogen (Herzschrittmacher, Metallteile) verstanden und ausgefüllt hat.

Lagerung
Rückenlage, Body-Array-Spule oder Body-Spule, Beine unterpolstern, evtl. Kopfhörer aufsetzen lassen.

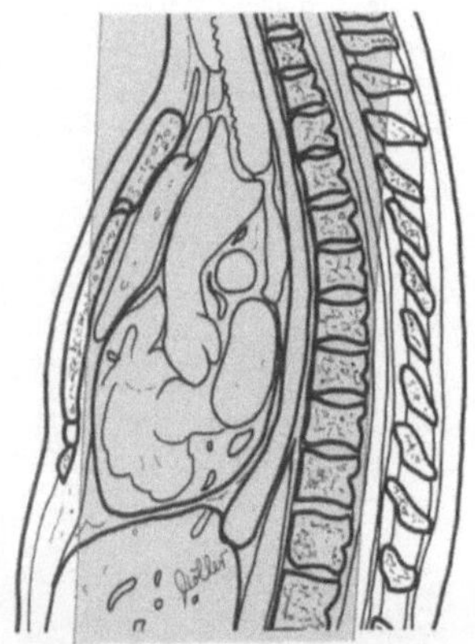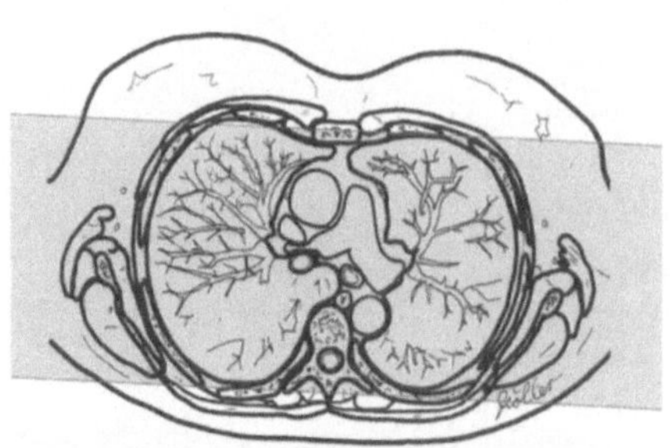

Thorax, koronare Schicht, 1. Sequenz

Sequenzen
Scout: transversal und sagittal (möglichst 3 Ebenen).

1. Sequenz: *koronar*, T2-Gewichtung (TSE, Atemstillstand, Beispiel: TR 3000–4000, TE 130–140; oder HASTE, Atemstillstand: TR 11,9, TE 95, Kippwinkel 150°;
1,0 und 0,5 TESLA: TSE, atemgetriggert, Beispiel: TR 1666 bzw. 2500 (2–3 Atemzyklen), TE 100; alternativ atem- und herzgetriggert: TR ca. 3000, TE 120).
Schichtdicke: 8 mm.
Schichtabstand: 20–40% der Schichtdicke ($\cong$ 1,6–3,2 mm bzw. Faktor 1,2–1,4).
FOV: 380–400
Phasenkodierrichtung: LR (möglichst Arme über den Kopf nehmen lassen; evtl. lässt sich FOV dann verkleinern).
Sättiger: nein (evtl. Sättiger über die Arme).

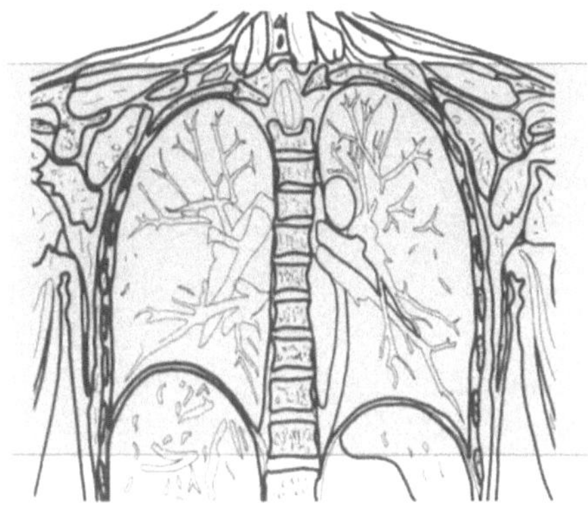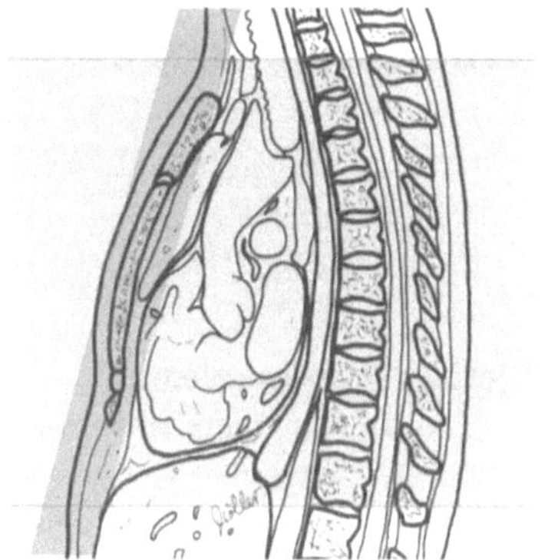

Thorax, transversale Schicht, 2. + 3. Sequenz

2. Sequenz: *transversal*, <u>T2-Gewichtung</u>, gesamte Lunge von Spitze bis Lungenrezessus (TSE, Atemstillstand, Beispiel: TR 3000–4000, TE 130–140, Kippwinkel: 180°; *1,0 und 0,5 TESLA:* TSE, atemgetriggert, Beispiel: TR 1666 bzw. 2500 (2–3 Atemzyklen), TE 100, Kippwinkel: 90°; alternativ atem- und herzgetriggert: TR ca. 3000, TE 120).
Schichtdicke: 8 mm.
Schichtabstand: 20 % der Schichtdicke ($\cong$ 1,6 mm bzw. Faktor 1,2).
FOV: 380–400 (evtl. Rechteck-FOV).
Sättiger: ventral (koronar) zur Absättigung des subcutanen Fettgewebes.

3. Sequenz: *transversal*, <u>T1-Gewichtung</u> sonst wie Sequenz 2
(Beispiel: *1,5 und 1,0 TESLA:* Gradientenecho (FFE), Atemstillstand: TR 120–140, TE 4–12, Kippwinkel: 60° oder
0,5 TESLA: TSE, atemkompensiert: TR 500–600, TE 10, Kippwinkel: 90°; evtl. auch *1,0 und 0,5 TESLA:* TSE, Atemstillstand: TR 15, TE 5, Kippwinkel 30°; Nachteil: nur sehr wenige Schichten pro Messung!).

Tipps und Tricks
- Evtl. EKG-Triggerung.
- bei Atemtriggerung Patienten zu gleichmäßiger Atmung auffordern.
- bei Frage nach Thoraxwandtumor Patient gegebenenfalls auf die Tumorseite legen lassen (Reduktion von Bewegungsartefakten in diesem Bereich).

Varianten

Thorax mit Gd-DTPA
Vorbereitung: Verweilkanüle legen lassen.

1. Sequenz: <u>T2-Gewichtung</u> *koronar* (wie oben Basissequenz 1).

2. Sequenz: <u>T2-Gewichtung</u> *transversal* (wie oben Basissequenz 2).

3. Sequenz: <u>T1-Gewichtung</u> (wie oben Basissequenz 3).

4. Sequenz: <u>T1-Gewichtung</u> *transversal* wie Sequenz 3, aber nach i.v.-Injektion von Gd-DTPA. evtl.

5. Sequenz: <u>T1-Gewichtung</u> *koronar* (Schichtlage wie Basissequenz 1, s. oben) nach Gd-DTPA-Applikation.

Oberbauch/Leber

Patientenvorbereitung
- Patienten vor Untersuchung auf Toilette schicken.
- Aufklärungsgespräch führen. Nachfragen, ob Patient den Fragebogen (Herzschrittmacher, Metallteile) verstanden und ausgefüllt hat.
- Patienten bis auf Unterwäsche entkleiden lassen.
- Metallteile entfernen lassen (Hörgeräte, Haarklammern, Piercing usw.).
- Je nach Fragestellung ca. 300 ml orales KM (z.B. Lumirem®) 30 min vor Untersuchung trinken lassen.

Lagerung
Rückenlage, Body-Array-Spule oder Body-Spule, Beine unterpolstern, evtl. Kopfhörer aufsetzen lassen. Evtl. Arme über Kopf nehmen lassen.

Sequenzen
Scout: koronar und sagittal, wenn möglich 3 Ebenen.

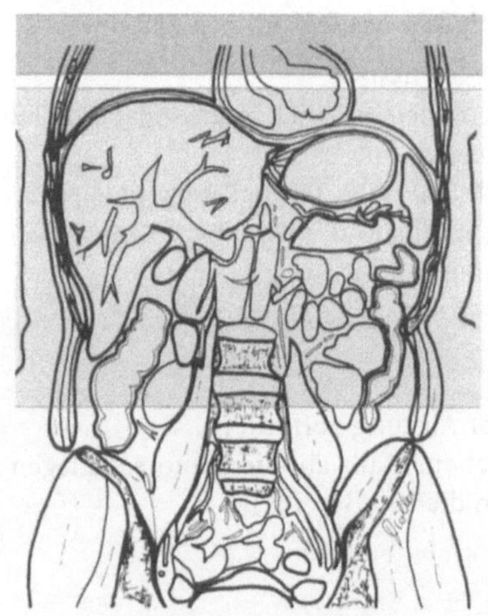
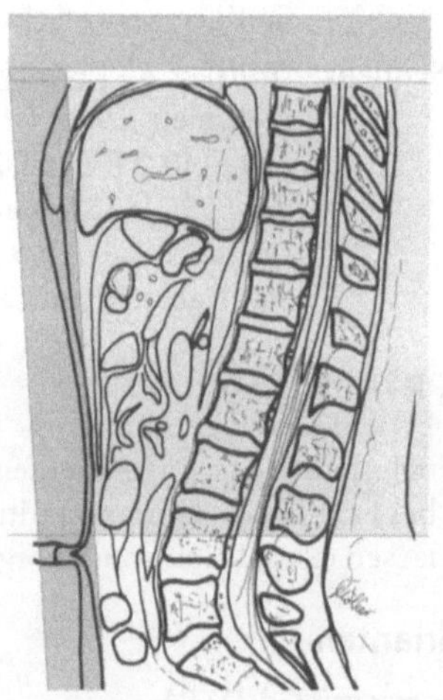

Leber/Oberbauch, transversale Schicht, 1. + 2. Sequenz

1. Sequenz: *transversal,* <u>T2-Gewichtung</u> von Leberkuppe bis Aortenbifurkation (TSE, Atemstillstand, Beispiel: TR 3000–4000, TE 100–140;
oder HASTE, Atemstillstand: TR 11,9, TE 95, Kippwinkel 150°;
1,0 und 0,5 Tesla: TSE, atemgetriggert, Beispiel: TR 1666 bzw. 2500 (2–3 Atemzyklen), TE 100).
Schichtdicke: 8 mm.
Schichtabstand: 10–20% der Schichtdicke ($\hat{=}$ 0,8–1,6 mm bzw. Faktor 1,1–1,2).

FOV: 360–400 (evtl. Rechteck-FOV).
Sättiger: a) transversal (parallel) über den Schnitten zur Gefäßabsättigung
          b) ventral (koronar) zur Absättigung des subcutanen Fettgewebes.

2. Sequenz: *transversal* <u>T1-Gewichtung</u> sonst wie Sequenz 1.
(Beispiel: *1,5 und 1,0 Tesla, Gradientenecho* (FLASH), *Atemstillstand:* TR 120–140, TE 4, Kippwinkel: 60°;
oder *1,0 Tesla: TSE, Atemstillstand:* TR 300, TE 12, 3–4 Wiederholungen bis Organ komplett abgebildet ist;
0,5 Tesla: SE, *atemkompensiert:* TR 500–600, TE 10–20, Kippwinkel: 90°).

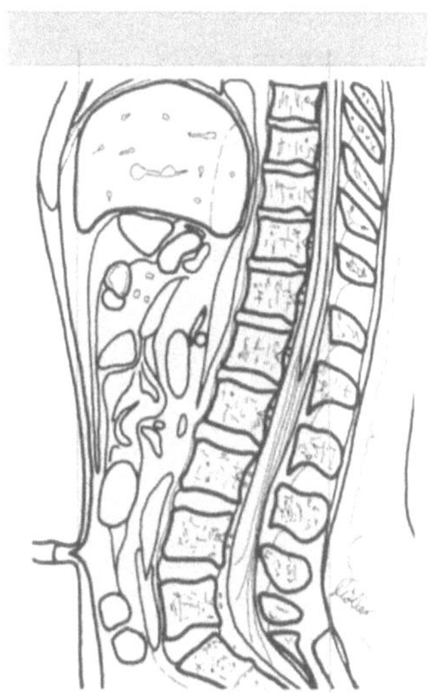
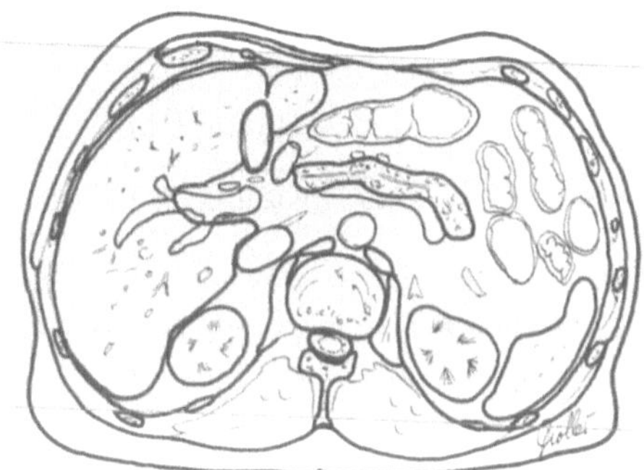

Leber/Oberbauch, koronare Schicht, 3. Sequenz

3. Sequenz: *koronar* <u>T2-Gewichtung</u> (*1,5 und 1,0 Tesla:* TSE, Atemstillstand, Beispiel: TR 3000–4000, TE 90–140, Kippwinkel 180°;
1,0 und 0,5 Tesla: TSE, atemgetriggert, Beispiel: TR 1900–2300, TE 100, Kippwinkel 90° oder HASTE, Atemstillstand: TR 11,9, TE 95, Kippwinkel 150°).
Schichtdicke: 8 mm.
Schichtabstand: 0–20 % (TSE) der Schichtdicke (≅ 0–1,6 mm bzw. Faktor 1,0–1,2).
FOV: 380–400
Sättiger: transversal über den Schnitten zur Gefäßabsättigung.

Tipps und Tricks

Evtl. Buscopan i. v. zur Minderung der Darmmotilität.
Kontrastierung des Darms.
Einschichttechnik bei Gallenwegedarstellung zum Einstellen der längeren Mehrschichtsequenzen verwenden.

Varianten

Leber nach superparamagnetischem Kontrastmittel (z. B. Endorem)

1. Sequenz: T2-Gewichtung *transversal* (wie Basissequenz 1).

2. Sequenz: T1-Gewichtung *transversal* (wie Basissequenz 1).

Patient aus dem Gerät nehmen. KM (Endorem) per Infusion i. v. injizieren.
Ca. $1 - 1^{1}/_{2}$ h nach Injektionsbeginn:

3. Sequenz: T2-Gewichtung *transversal* wie oben, aber nach Endorem.

4. Sequenz: T1-Gewichtung *transversal* wie oben, aber nach Endorem.

5. Sequenz: T2-Gewichtung *koronar* wie oben, aber nach Endorem.

Leber mit Gd-DTPA

Vorbereitung: Verweilkanüle legen lassen.

1. Sequenz: T2-Gewichtung *transversal* (wie Basissequenz 1).

2. Sequenz: T1-Gewichtung *transversal* (wie Basissequenz 1).

3. Sequenz: T1-Gewichtung *transversal* wie oben, aber nach Gd-DTPA.

Evtl.

3.–8. Sequenz: T1-Gewichtung *transversal* (dynamisch; Sequenzen mit Atempause direkt hintereinander).

Evtl.

9. Sequenz: T1-Gewichtung *transversal* (als Spätaufnahme ca. 5 min p. i.).

Gallenwege

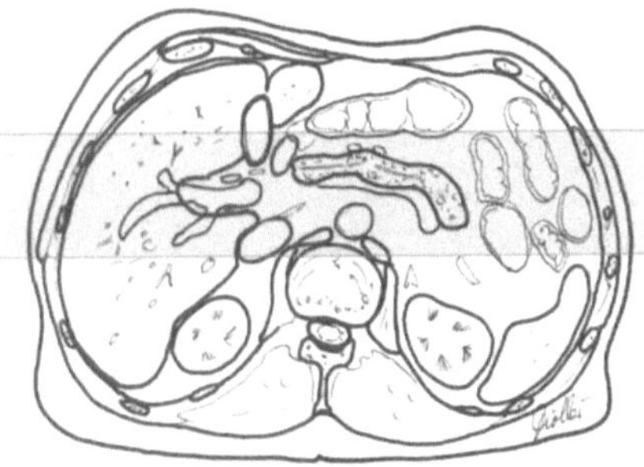

Gallenwege, (para-)koronar

Sequenz: parakoronar (dem Verlauf des Ductus choledochus angepasst = ca. 0 – 30° zur Horizontalen, auf axialer Aufnahme einzeichnen).
Einschichttechnik: T2-Gewichtung, fettgesättigt, hohes TE, hoher Turbofaktor (Beispiel: *1,5 und 1,0 Tesla:* TR 2800, TE 1100, Kippwinkel: 150°, Schichtdicke 70 mm; *1,0 und 0,5 Tesla:* 2D-TSE FS (SPIR): TR 8000, TE 1250, Kippwinkel 90°), keine MIP-Auswertung nötig,
und/oder
Mehrschichtechnik (3-D): T2-Gewichtung, fettgesättigt (Beispiel: *1,5 Tesla:* (HASTE) TR 11.9, TE 95, Kippwinkel: 150°; *1,0 TESLA:* TSE, atemgetriggert, TR 5000, TE 250, Matrix 192 × 256, Schichtdicke: 3,5 mm evtl. mit 50 % Überlappung, 30 Schichten; *0,5 TESLA:* 3D-IR-TSE, atemgetriggert: TR 1666 bzw. 2500, TE 700, TI 90, Schichtdicke 4 mm mit 50 % Überlappung = 2 mm), anschließende MIP-Auswertung.
FOV: groß (mindestens 35 cm, um Einfaltungen zu vermeiden).

Becken

Vorbereitung
- Patienten vor Untersuchung auf Toilette schicken.
- Aufklärungsgespräch führen, Patienten Ohrenschutz (z.B. Ohropax) anbieten.
- Oberkörper bis auf Unterwäsche entkleiden.
- Metallteile entfernen lassen (Hörgeräte, Haarklammern, Piercing usw.).
- Je nach Fragestellung ca. 300 ml orales KM (z.B. Lumirem®) 45 – 60 min vor Untersuchung trinken lassen.
- Evtl. Verweilkanüle legen lassen.
- Nachfragen, ob Patient den Fragebogen (Herzschrittmacher, Metallteile) verstanden und ausgefüllt hat.

Lagerung
Rückenlage, Body-Array-Spule (Wickelspule) oder Body-Spule, Beine unterpolstern, Arme auf Brust verschränken.

Sequenzen
Scout: sagittal und koronar (möglichst 3 Ebenen).

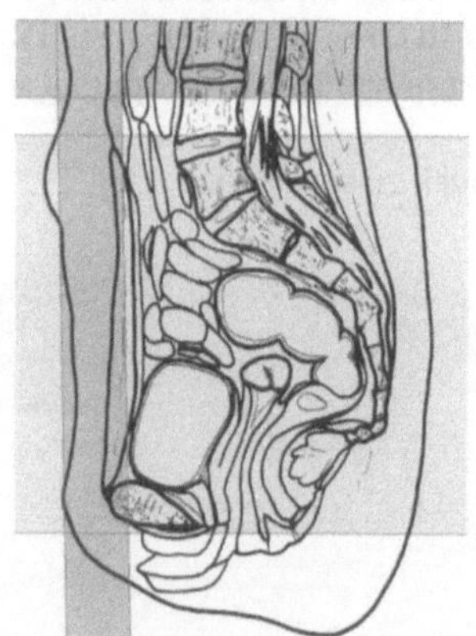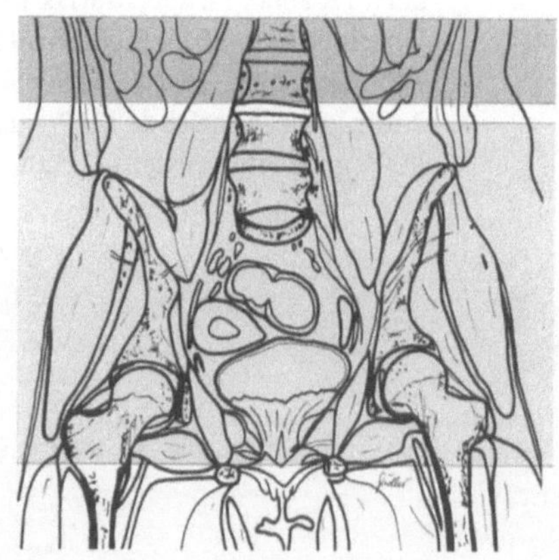

Becken, transversale Schicht, 1. + 2. Sequenz

1. Sequenz: *transversal*, <u>T2-Gewichtung</u>, evtl. fettgesättigt
(TSE, FS, Beispiel: TR 2000 – 4500, TE 100 – 130, TF 18).
Schichtdicke: 6 mm.
Schichtabstand: 20 % der Schichtdicke ($\cong$ 1,2 mm bzw. Faktor 1,2).
FOV: 400 (evtl. Rechteck-FOV).
Matrix: evtl. 512 (256).
Sättiger: a) transversal (parallel) über den Schnitten zur Gefäßabsättigung,
      b) ventral koronar (senkrecht zu Schichten) über Fettgewebe des Bauches.

2. Sequenz: *transversal*

> <u>T1-Gewichtung</u> (TR 500 – 700, TE 12 – 25, Kippwinkel: 90° evtl.150°, TF 4).
> Schichtdicke: 8 mm.
> Schichtabstand: 30 % der Schichtdicke ($\cong$ 2,4 mm bzw. Faktor 1,3).
> Matrix: evtl. 512 (256).
> Sättiger: a) ventral koronar (senkrecht zu Schichten) über Fettgewebe des
> Bauches,
> b) transversal über den Schnitten zur Gefäßabsättigung.

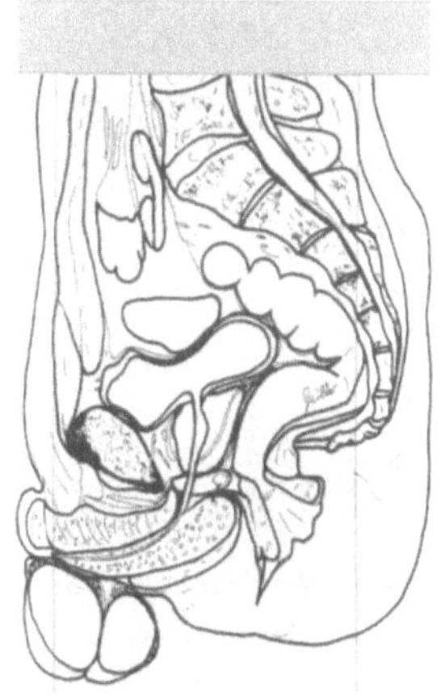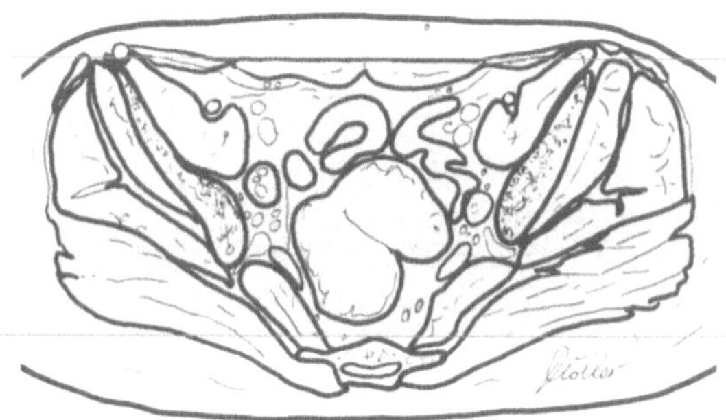

Becken, koronare Schicht, 3. Sequenz

3. Sequenz: *koronar,* <u>T2-Gewichtung</u> (TSE, Beispiel: TR 2500 – 4500, TE 100 – 130, TF 16).

> Schichtdicke: 5 – 6 mm.
> Schichtabstand: 30 % der Schichtdicke ($\cong$ 1,5 – 1,8 mm bzw. Faktor 1,3).
> FOV: 360 – 400 (evtl. Rechteck-FOV).
> Phasenkodierrichtung: HF (oder LR insbesondere bei atmungsbedingten
> Artefakten durch nicht kontrastierte Darmflüssigkeit).
> Sättiger: transversal über den Schnitten zur Gefäßabsättigung.
>
> Evtl.

4. Sequenz: *transversal* <u>T1-Gewichtung</u> wie Sequenz 2 aber nach KM-Gabe (Gd-DTPA).

Tipps und Tricks

Evtl. Buscopan i. v. zur Minderung der Darmmotilität.
Evtl. „Bauchbinde" anlegen, um Atemexkursionen einzuschränken.
Patienten auffordern „nur mit dem Brustkorb" zu atmen.

Varianten

Uterus, Vagina, Blase

1. Sequenz: *transversal* <u>T2-Gewichtung</u> (s. oben Basissequenz 1).

2. Sequenz: *transversal* <u>T1-Gewichtung</u> (s. oben Basissequenz 2).

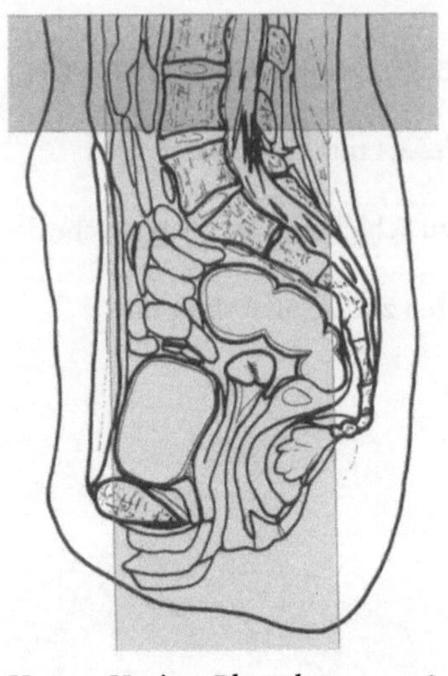
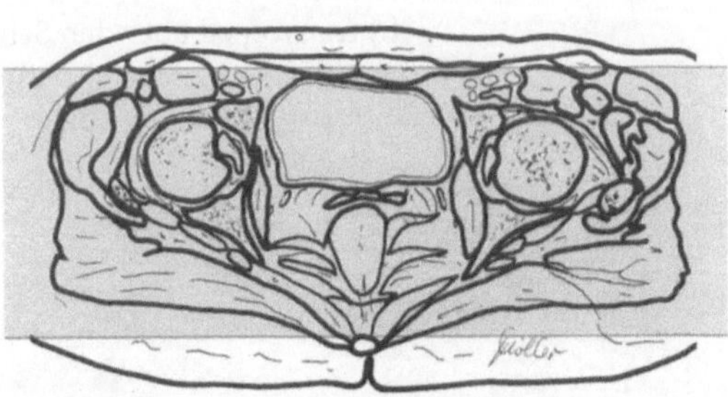

Uterus, Vagina, Blase, koronare Schicht, 3. Sequenz

3. Sequenz: *koronar* (eventuelle Beckenschieflage mit berücksichtigen).
TIRM (Turbo-Inversion-Recovery) oder STIR (Beispiel: *1,5 und 1,0 Tesla:* TR 6500, TE 30–60, Tl 140, Kippwinkel: 90°; *(1,0 und) 0,5 Tesla:* TR 1800, TE 60, TI: 100, Kippwinkel: 90°).
oder fettgesättigte T2-Gewichtung (TSE, Beispiel: TR 2500–3500, TE 100–130).
Schichtdicke: 4 mm.
Schichtabstand: 0–20 % der Schichtdicke ($\cong$ 0–0,8 mm bzw. Faktor 1,0–1,2).
Sättiger: transversal über den Schnitten zur Gefäßabsättigung.

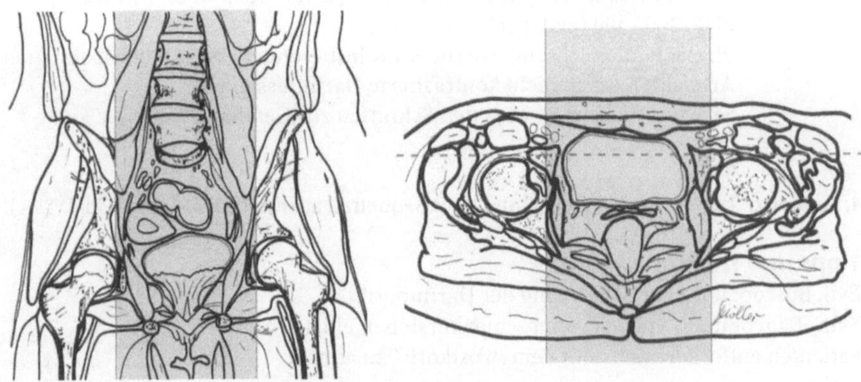

Uterus, Vagina, Blase, sagittale Schicht, 4. Sequenz

4. Sequenz: *sagittal* T2-Gewichtung (Beispiel: TSE, TR 2500–3500, TE 100–130).
Schichtdicke: 6 mm.
Schichtabstand: 0 % der Schichtdicke ($\cong$ 0 mm bzw. Faktor 1,0).
Matrix: 512 (256).
Sättiger: nein.

Prostata

Vorbereitung
- Patienten vor der Untersuchung auf Toilette schicken.
- Aufklärungsgespräch führen, Patienten Ohrenschutz (z. B. Ohropax) anbieten.
- Körper bis auf Unterwäsche entkleiden lassen.
- Metallteile entfernen lassen (Hörgeräte, Haarklammern, Piercing usw.).
- Evtl. Verweilkanüle legen lassen.
- Nachfragen, ob Patient den Fragebogen (Herzschrittmacher, Metallteile) verstanden und ausgefüllt hat.

Lagerung
Rückenlage, Body-Array-Spule (Wickelspule), Beine unterpolstern, evtl. Endorectal-spule oder Ringspule (bei dünnen Patienten: von ventral auflegen und mit Gurt fixieren, kleines FOV verwenden).

Sequenzen
Scout: sagittal und koronar (möglichst 3 Ebenen)

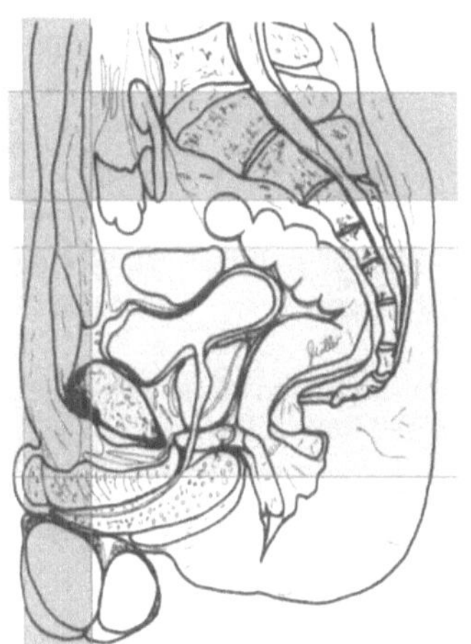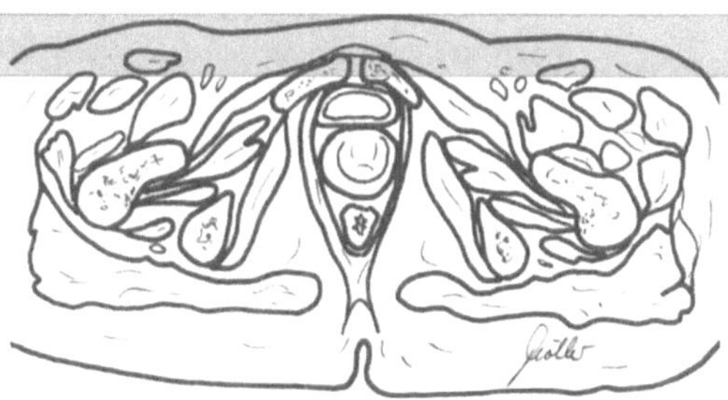

Prostata (Beckenboden), transversale Schicht, 1. Sequenz

1. Sequenz: *transversal* über Beckenboden (auf sagittalem Scout einzeichnen).
T2-Gewichtung, (TSE, Beispiel: TR 2500–4500, TE 100–130).
Schichtdicke: 3–4 mm.
Schichtabstand: 20 % der Schichtdicke ($\cong$ 0,6–0,8 mm bzw. Faktor 1,2).
FOV: 250–300 mm.
Matrix: 512
Sättiger: a) transversal (parallel) über den Schnitten zur Gefäßabsättigung,
b) ventral koronar (rechtwinklig zu Schichten) über Fettgewebe des Bauches

oder (bei gezielter Fragestellung nach Prostataveränderungen und schon vorhandenen Aufnahmen des Beckens):

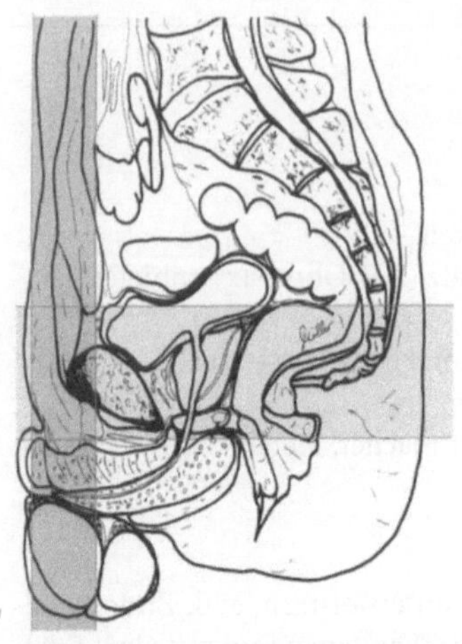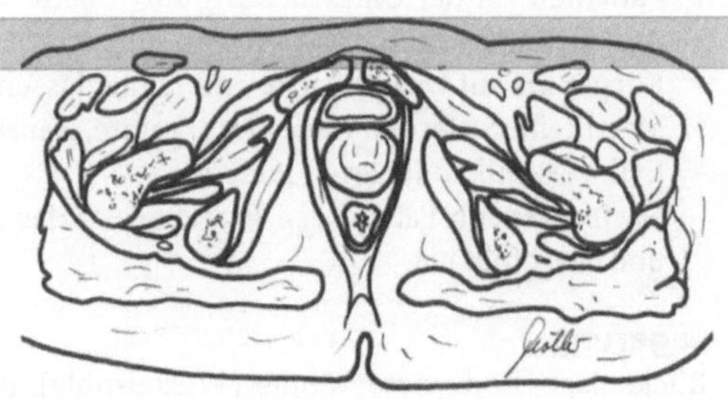

Prostata (nur Prostata), transversale Schicht, 1. Sequenz

1. Sequenz: *transversal* über Prostata (auf sagittalem Scout einzeichnen).

T2-Gewichtung, (TSE, Beispiel: TR 2500–4500, TE 100–130).

Schichtdicke: 3 mm.

Schichtabstand: 0–20% der Schichtdicke ($\cong$ 0–0,6 mm bzw. Faktor 1,0–1,2).

FOV: 150–200 mm.

Matrix: 512.

Mittlungen (NSA): 6–8.

Phasenkodierrichtung: AP (oder LR, dann aber mit Phasenoversampling).

Sättiger: a) transversal (parallel) über den Schnitten zur Gefäßabsättigung,

b) ventral koronar (rechtwinklig zu Schichten) über Fettgewebe des Bauches.

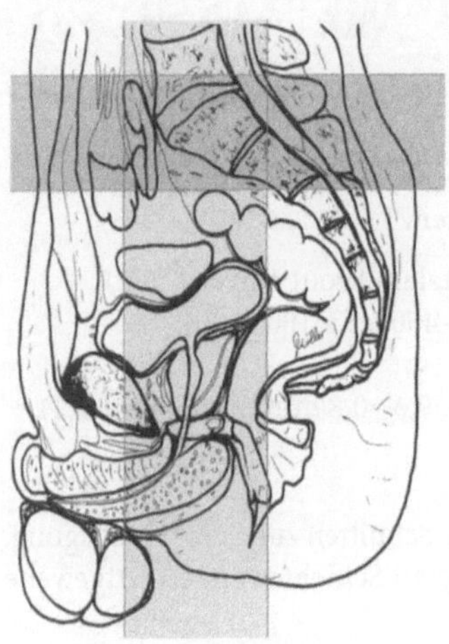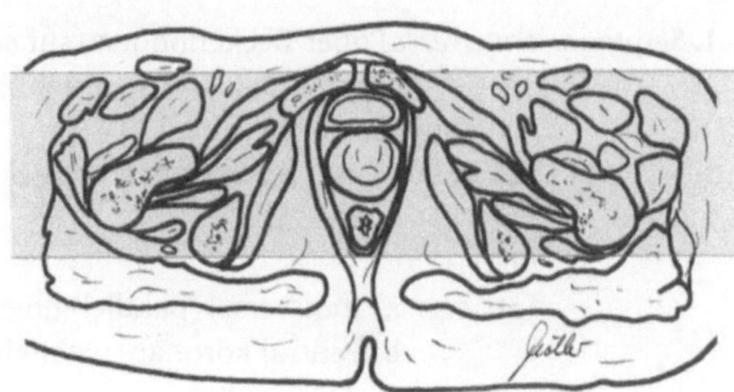

Prostata, koronare Schicht, 2. Sequenz

2. Sequenz: *koronar* <u>T2-Gewichtung</u>, (TSE, Beispiel: TR 2500–4500, TE 100–130).
Schichtdicke: 3 mm.
Schichtabstand: 0–20% der Schichtdicke ($\cong$ 0–0,6 mm bzw. Faktor 1,0–1,2).
FOV: klein (z. B. 200–250 mm mit Phasenoversampling).
Mittlungen (NSA): 6–8.
Matrix: 512 (256).
Sättiger: transversal (parallel) über den Schnitten zur Gefäßabsättigung.

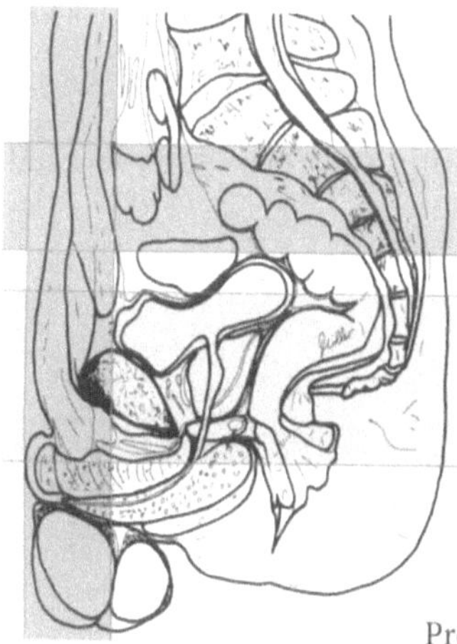

Prostata, transversale Schicht, 3. Sequenz

3. Sequenz: *transversal.*
<u>T1-Gewichtung</u>, Beispiel: TR 500–700, TE 12–20).
Schichtdicke: 3 mm.
Schichtabstand: 0–20% der Schichtdicke ($\cong$ 0–0,6 mm bzw. Faktor 1,0–1,2).
FOV: 200–250 mm.
Matrix: 256 (oder 512 Matrix: dann aber 4–6 Messungen zur Verbesserung des Signal-Rausch-Verhältnisses).
Sättiger: a) ventral koronar (rechtwinklig zu Schichten) über Fettgewebe des Bauches,
b) transversal über den Schnitten zur Gefäßabsättigung.

4. Sequenz: *transversal* <u>T1-Gewichtung</u> wie Sequenz 3, aber nach KM-Gabe (Gd-DTPA).

Evtl.

5. Sequenz: *koronar* oder *sagittal* über Prostata.
<u>T1-Gewichtung</u>, (TR 500–700, TE 12–25, Kippwinkel: 90° evtl. 150°).
Schichtdicke: 3 mm.
Schichtabstand: 0–20% der Schichtdicke ($\cong$ 0–0,6 mm bzw. Faktor 1,0–1,2).
Matrix: 512.
Sättiger: transversal über den Schnitten zur Gefäßabsättigung.

Beckenausmessung (Geburtskanal)

Vorbereitung
- Aufklärungsgespräch führen, Patienten Ohrenschutz anbieten.
- Körper bis auf Unterwäsche entkleiden lassen.
- Metallteile entfernen lassen.
- Nachfragen, ob Patientin den Fragebogen (Herzschrittmacher, Metallteile) verstanden und ausgefüllt hat.

Lagerung
Rückenlage, Body Spule, Beine unterpolstern

Sequenzen
Scout: sagittal und koronar

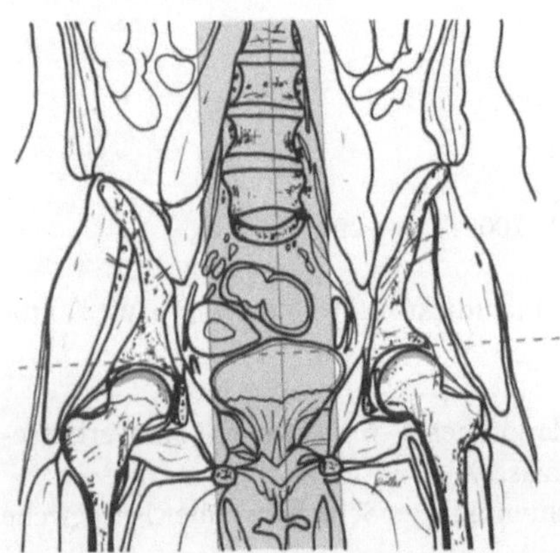

Beckenausmessung (Geburtskanal),
sagittale Schicht, 1. Sequenz

1. Sequenz: *sagittal* T2-Gewichtung (Beispiel: TSE, TR 1800–3000, TE 100–130).
Schichtdicke: 8 mm.
Schichtabstand: 20 % der Schichtdicke ($\cong$ 1,6 mm bzw. Faktor 1,2).
Wenige Schnitte reichen.

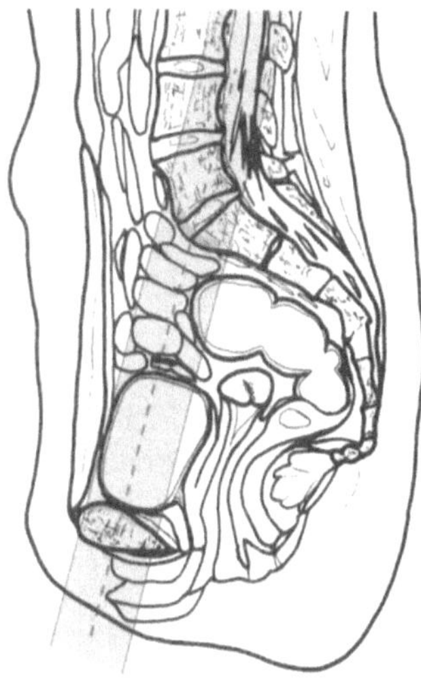

Beckenausmessung (Geburtskanal),
parakoronare Schicht, 2. Sequenz

2. Sequenz: *parakoronar* <u>T2-Gewichtung</u> entlang der Conjugata vera (einzeichnen auf mediosagittaler Schicht = Verbindung zwischen Promontorium und Symphysenhinterkante),
sonst wie Sequenz 1 (wenige Schnitte reichen!).

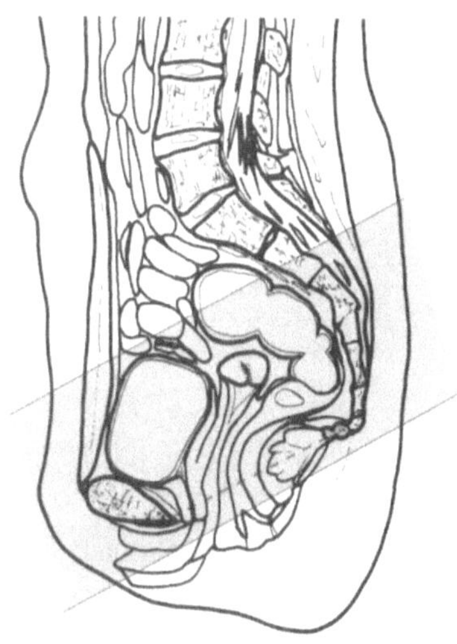

Beckenausmessung (Geburtskanal),
transversale Schicht, 3. Sequenz

3. Sequenz: *transversal* <u>T2-Gewichtung</u> (vom Hinterrand der Symphyse bis zum Os coccygeum; wichtig: Beckenausgang mit darstellen!),
sonst wie Sequenz 1 (wenige Schnitte reichen!).

Halswirbelsäule

Vorbereitung
- Patienten vor Untersuchung auf Toilette schicken.
- Aufklärungsgespräch führen, insbesondere auf Vermeidung von Schluckartefakten und Bewegungsartefakten (bequeme Lagerung, Schmerzfreiheit) hinwirken.
- Patienten Ohrenschutz (z.B. Ohropax) anbieten. Nachfragen, ob Patient den Fragebogen (Herzschrittmacher, Metallteile) verstanden und ausgefüllt hat.
- Metallteile entfernen lassen (Gebiss, Hörgeräte, Haarklammern, Piercing usw.).
- Evtl. Verweilkanüle legen lassen (z.B. Fragestellung Tumor, MS, Spondylodiscitis, Abszess).

Lagerung
Rückenlage auf HWS-Spule, Beine unterpolstern, Arme entlang des Körpers (evtl. unterpolstern).

Sequenzen
Scout: sagittal und koronar (möglichst 3 Ebenen).

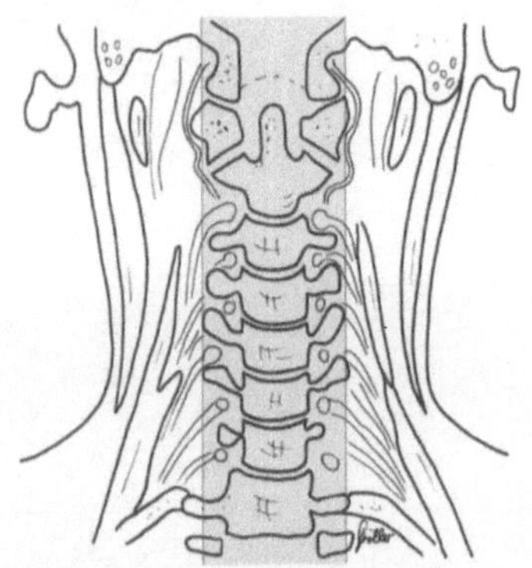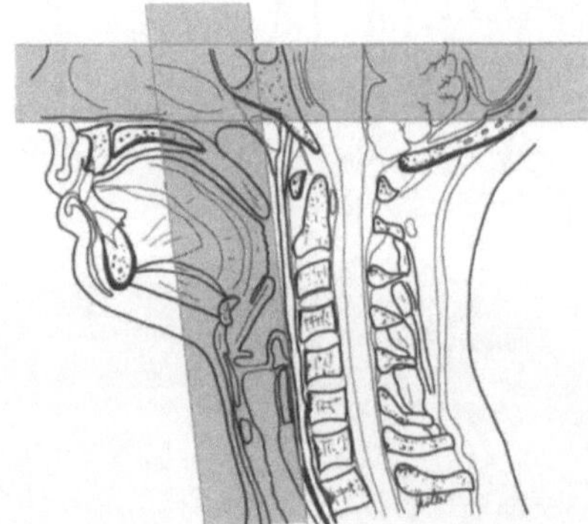

HWS, sagittale Schicht, 1. + 2. Sequenz (mit zusätzlichem transversalem Sättiger)

1. Sequenz: *sagittal* (einzeichnen auf koronarem Scout, so viele Schichten, dass Wirbelsäule komplett abgebildet ist).
T2-Gewichtung (Beispiel: TSE, TR 2500–4000, TE 100–120).
Schichtdicke: 3–4 mm.
Schichtabstand: 20 % der Schichtdicke ($\cong$ 0,6–0,8 mm bzw. Faktor 1,2).
Phase: HF mit 100 % Phasen-Oversampling wegen Einfaltung, Flusskompensäion (CSF; alternativ zur Flusskompensation: hoher Turbofaktor z.B. 15–25 und mehrere Mittlungen).
FOV: ca. 240–260.
Sättiger: koronar vor den sagittalen Schnitten.

2. Sequenz: *sagittal* (wie Sequenz 1).

    <u>Protonendichtegewichtung</u> (Beispiel: TSE, Beispiel: TR 1200–2000, TE 12–20),

    oder T1-Gewichtung (Beispiel: TSE, TR 450–600, TE 15–25).

    Phase: AP.

    Schichtdicke, -abstand wie Sequenz 1.

    Sättiger: a) koronar vor (und evtl. hinter) der Wirbelsäule,
           b) evtl. transversal über den sagittalen Schnitten,
           c) evtl. transversal unter den sagittalen Schnitten,

oder

1. + 2. Sequenz: *sagittal* Doppelecho.

    <u>T2/Protonendichtegewichtung</u>: (Beispiel: TR 2000, TE shortest z.B. 20–30/120),

    sonst wie Sequenz 1.

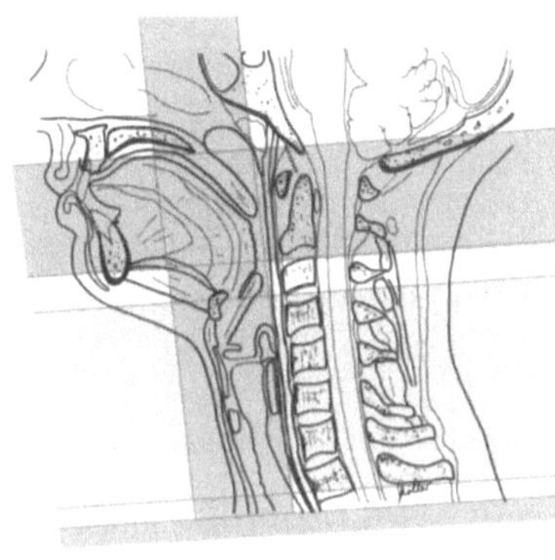

HWS, transversale Schicht parallel zu den Wirbelkörperdeckflächen, 3. Sequenz

Magnetresonanz-
tomographien

3. Sequenz: *transversal* parallel zu den entsprechenden Wirbelkörperdeckflächen (bei normaler HWS reicht meist eine durchgängige Schichteneinstellung z.B. von C4–Th1).

    <u>Protonendichtegewichtung</u> (Beispiel: TSE, TR 1700, TE 12),

    oder <u>T2-Gewichtung</u> (Beispiel: Gradientenecho: *1,5 (und 1,0) Tesla:* TR 850, TE 26, Kippwinkel: 30°; *1,0 (und 1,5) Tesla:* TR 500, TE 18, Kippwinkel: 20°; *0,5 TESLA:* TR 55, TE 27, Kippwinkel: 6°).

    Schichtdicke: 3–4 mm.

    Schichtabstand: 20% der Schichtdicke ($\cong$ 0,6–0,8 mm bzw. Faktor 1,2).

    Phase: AP.

    FOV: ca. 180–200.

    Sättiger: a) koronar vor der Wirbelsäule,
           b) transversal (parallel zu Schichten) über dem Schichtblock und
           c) transversal (parallel zu Schichten) unter dem Schichtblock
             (b und c entfallen bei Motion-Artefact Suppression).

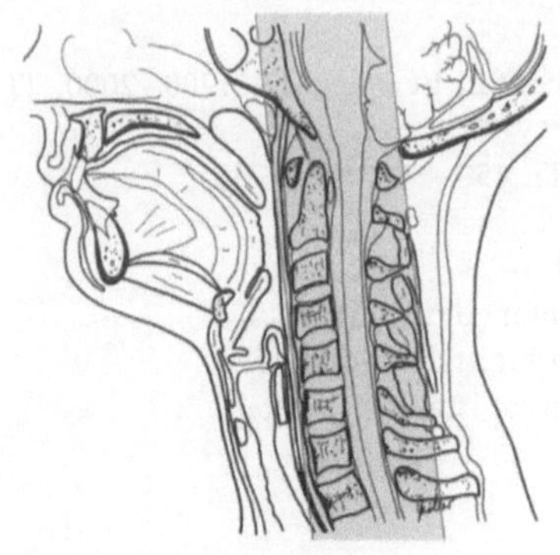

HWS, coronare Schicht, 4. Sequenz

4. Sequenz: *koronar.*
T2-Gewichtung (TSE evtl. mit höherem Turbofaktor z. B. 20, Beispiel: TR: 3000 – 4000, TE: 100 – 140).
Schichdicke: 4 – 6 mm.
Schichtabstand: 10 % der Schichtdicke ($\cong$ 0,4 – 0,6 mm bzw. Faktor 1,1).
Phase: LR.
Sättiger: nein.

Tipps und Tricks

Bei Patienten mit Rundrücken Becken unterpolstern, bei Patienten mit HWS-Beschwerden evtl. Kopf anheben und unterpolstern.
Nacken unterpolstern.
Evtl. Halskrause anziehen lassen (unter der Spule, fixiert Hals und gibt Halt).
Vor der 1. Sequenz noch einmal schlucken und räuspern lassen.
Bei starker Skoliose darauf achten, dass die Schnitte auch die seitlichen Bereiche erfassen.
Bei Patienten mit kurzem Hals passt evtl. oberer Spulenanteil der HWS-Spule nicht mehr: entweder Phased Array-Spule verwenden oder Aufnahme ohne oberen Bügel anfertigen (schlechtere Bildqualität!). Bei Phased Array-Spule cervical und thorakal anwählen.
Einstellhilfen:
HWS: Zentrierung auf Mitte Hals (bei kurzem Hals tiefer, fast bis zum Jugulum).

Varianten

Tumorverdacht, Verdacht auf Spondylodiscitis, Abszess

Patientenvorbereitung: Verweilkanüle mit Verlängerungsschlauch legen lassen.

1. Sequenz: *sagittal,* T2-Gewichtung (s. oben Basissequenz 1).

2. Sequenz: *sagittal* (s. oben Basissequenz 2, T1-Gewichtung).

3. Sequenz: *transversal* (durch den fraglichen Bereich).
T1-Gewichtung (Beispiel: TSE TR 500 – 650, TE 12 – 25).
Schichtdicke: 4 mm.
Schichtabstand: 20 % der Schichtdicke ($\cong$ 0,8 mm bzw. Faktor 1,2).
FOV: ca. 180 – 200.

Sättiger: a) senkrecht (coronar) zu Schichten, Block sättigt Bereich vor der Wirbelsäule ab.

b) transversal (parallel zu Schichten) über dem Schichtblock und

c) transversal (parallel zu Schichten) unter dem Schichtblock (b und c entfallen bei Motion-Artefact-Suppression).

4. Sequenz: *transversal* T1-Gewichtung wie Sequenz 3, aber nach KM (z. B. Gd-DTPA).

5. Sequenz: *sagittal* T1-Gewichtung wie Sequenz 2, aber nach KM (z. B. Gd-DTPA).

Verdacht auf E. D. oder Syringomyelie

Patientenvorbereitung: Verweilkanüle mit Verlängerungsschlauch legen lassen.

1. Sequenz: *sagittal* T2-Gewichtung (s. oben Basissequenz 1).

2. Sequenz: *transversal* (durch den fraglichen Bereich).
T2-Gewichtung (Beispiel: TSE TR 3000 – 4500, TE 100 – 130
oder Gradientenecho: *1,5 (und 1,0) Tesla:* TR 850, TE 26, Kippwinkel: 30°;
1,0 (und 1,5) Tesla: TR 500, TE 18, Kippwinkel: 20°; *1,0 und 0,5 Tesla:*
TR 55, TE 20 – 27, Kippwinkel: 5 – 6°).
Schichtdicke, -abstand und Sättiger wie Sequenz 3 oben.

3. Sequenz: *sagittal* (wie Basissequenz 2, T1-Gewichtung).

4. Sequenz: *sagittal* (wie Basissequenz 2, T1-Gewichtung), aber nach KM (z. B. Gd-DTPA).

Trauma, Frakturverdacht

Vorbereitung: evtl. Verweilkanüle mit Verlängerungsschlauch legen lassen.

1. Sequenz: *sagittal*
TIRM (Turbo-Inversion-Recovery) bzw. STIR (Beispiel: TR 6500, TE 30 – 60,
Tl 140, Kippwinkel: 180°
oder TR 1400 – 1600, TE 15, TI 100 – 120)
oder T2-Gewichtung, fettgesättigt (TSE, FS, Beispiel: TR 3000 – 3500,
TE 100 – 120).
Schichtdicke: 3 – 4 mm.
Schichtabstand: 10 – 20 % der Schichtdicke ($\cong$ 0,3 – 0,8 mm bzw. Faktor
1,1 – 1,2).
Phase: AP, Flusskompensation (alternativ: hoher Turbofaktor z. B. 15 – 25,
mehrere Mittlungen, Phasenoversampling 100 %).
Sättiger: a) senkrecht zu Schichten, Block sättigt Bereich vor der Wirbel-
säule ab.

b) transversal über den Schichten (vermindert Liquorpulsation).

2. Sequenz: *sagittal* (wie Basissequenz 2, T1-Gewichtung).
T1-Gewichtung (Beispiel: TSE, TR 500 – 650, TE 12 – 25).
Schichtdicke, -abstand und Sättiger wie Basissequenz 2 (siehe oben).

3. Sequenz: *transversal* (durch den fraglichen Bereich).
T2-Gewichtung (Beispiel: Gradientenecho: *1,5 und 1,0 Tesla:* TR 850,
TE 26, Kippwinkel: 30°; oder TR 500, TE 18, Kippwinkel: 30°
oder

1,0 und 0,5 Tesla: TR 55, TE 20–27, Kippwinkel: 5–6°).
Schichtdicke: 4 mm.
Schichtabstand: 20 % der Schichtdicke ($\cong$ 0,8 mm bzw. Faktor 1,2).
Sättiger:
a) senkrecht (koronar) zu Schichten, Block sättigt Bereich vor der Wirbelsäule ab.
b) transversal über und evtl.
c) unter den Schichten
(b und c entfallen bei Motion-Artefact Suppression).

4. Sequenz: koronar wie Basissequenz 4 (siehe oben).

evtl.

5. Sequenz: *sagittal* <u>T1-Gewichtung</u> (wie Sequenz 2), aber nach KM-Gabe.

6. Sequenz: *transversal* (durch den fraglichen Bereich wie Sequenz 3 aber nach KM-Gabe).
<u>T1-Gewichtung</u> (Beispiel: TSE, TR 500–700, TE 12–25).

Lendenwirbelsäule

Patientenvorbereitung
- Patienten vor Untersuchung auf Toilette schicken, Blase entleeren lassen).
- Aufklärungsgespräch führen, insbesondere auf Vermeidung von Bewegungsartefakten (bequeme Lagerung, Schmerzfreiheit) hinwirken.
- Patienten Ohrenschutz (z. B. Ohropax) anbieten. Nachfragen, ob Patient den Fragebogen (Herzschrittmacher, Metallteile) verstanden und ausgefüllt hat.
- Metallteile entfernen lassen (Hörgeräte, Haarklammern, Piercing usw., Hose, Gürtel, BH).
- Evtl. Verweilkanüle legen lassen (z. B. Fragestellung Tumor, MS, Spondylodiscitis, Abszess).

Lagerung
Rückenlage, Wirbelsäulenspule, Beine unterpolstern, evtl. fixieren.
Arme seitlich entlang des Körpers (bei adipösen Patienten über den Kopf nehmen lassen).

Sequenzen
Scout: sagittal und koronar (möglichst 3 Ebenen).

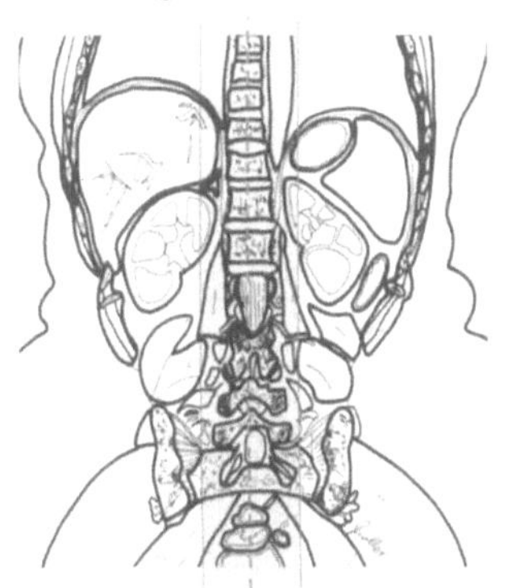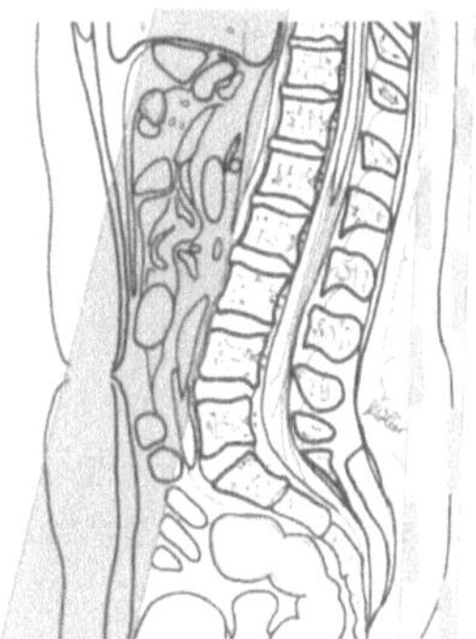

LWS, sagittale Schicht, 1. + 2. Sequenz

1. Sequenz: *sagittal* (einzeichnen auf koronarem Scout, so viele Schichten, dass Wirbelsäule komplett abgebildet ist).
T2-Gewichtung (Beispiel: TSE, TR 3000–3500, TE 100–120).
Schichtdicke: 4 mm.
Schichtabstand: 20 % der Schichtdicke ($\cong$ 0,8 mm bzw. Faktor 1,2).
Phase: FH mit 100 % Oversampling.
FOV: ca. 320–350.
Matrix: 512.
Sättiger: koronar, Block sättigt Bereich vor der Wirbelsäule (Aorta, Darm, Atemartefakte) ab.

2. Sequenz: *sagittal* (wie Sequenz 1).

<u>Protonendichtegewichtung</u> (Beispiel: TSE, Beispiel: TR 1500–2500, TE 12–20) oder T1-Gewichtung (Beispiel: SE, TR 450–600, TE 12–25).

Phasenkodierrichtung: AP, Flusskompensation (oder FH mit 100 % Phasenoversampling).

Schichtdicke, Schichtabstand: wie Basissequenz 1.

Sättiger:

a) koronar, Block sättigt Bereich vor der Wirbelsäule (Aorta, Darm, Atemartefakte) ab,

evtl.

b) koronar, Absättigung des dorsalen Fettgewebes,

Schichtdicke, -abstand wie Sequenz 1,

oder

1. + 2. Sequenz: *sagittal* Doppelecho (<u>T2-/Protonendichtegewichtung</u>)

Beispiel: TR 2000–3000, TE shortest/120), sonst wie Sequenz 1.

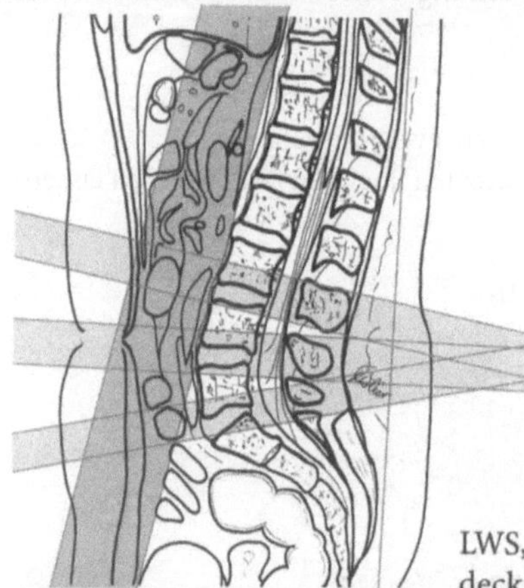

LWS, transversale Schicht parallel zu Wirbelkörperdeckflächen, 3. Sequenz

3. Sequenz: *transversal* parallel zu den entsprechenden Wirbelkörperdeckflächen (meist jedes Segment individuell anpassen; wenn keine Auffälligkeiten: routinemäßig Erfassen der letzten 3 Segmente; cave: Überschneidung der Schichten dorsal möglichst außerhalb der Dornfortsätze; bei starker Skoliose auch auf koronarem Scout der Wirbelkörperdeckfläche anpassen!).

<u>Protonendichtegewichtung</u> (Beispiel: TSE, TR 1700, TE 12)

oder T2-Gewichtung (Beispiel: Gradientenecho: *1,5 und 1,0 Tesla:* TR 850, TE 26, Kippwinkel: 30°; oder TR 500, TE 18, Kippwinkel: 20°; *0,5 Tesla:* TR 55, TE 27, Kippwinkel: 6°).

Schichtdicke: 3–4 mm.

Schichtabstand: 0–20 % der Schichtdicke ($\cong$ 0–0,8 mm bzw. Faktor 1,0–1,2).

FOV: 180–200.

Sättiger: senkrecht (koronar) zu Schichten, Block sättigt Bereich vor der Wirbelsäule ab.

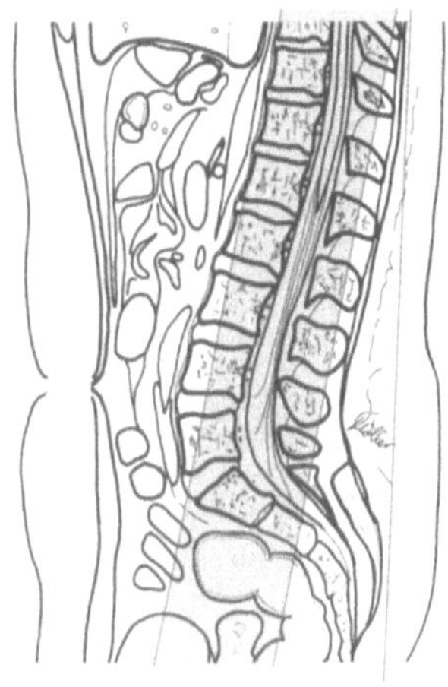

LWS, koronare Schicht, 4. Sequenz

4. Sequenz: *koronar.*

<u>T2-Gewichtung</u> (TSE mit höherem Turbofaktor z. B. 20, Beispiel: TR 3000, TE 140).
Schichtdicke: 6 mm.
Schichtabstand: 10 – 20 % der Schichtdicke ($\cong$ 0,6 – 1,2 mm bzw. Faktor 1,1 – 1,2).
Phase: LR.
Sättiger: nein.

Tipps und Tricks

Bei Patienten mit Rundrücken Rücken unterpolstern, mit zusätzlichen HWS-Beschwerden evtl. Kopf anheben und unterpolstern.
Bei stärkeren Schmerzen Kissen seitl. der Knie mit Gurten fixieren (entspannt Rückenmuskeln).
Bei starker Skoliose darauf achten, dass die Schnitte auch die seitlichen Bereiche erfassen.
Einstellhilfen:
Zentrierung auf ca. 3 QF über Spina iliaca anterior superior bzw. Beckenkamm (großer Patient).

Varianten

Untersuchung nach Bandscheibenoperation der LWS

Vorbereitung: Verweilkanüle mit Verlängerungsschlauch legen lassen.

1. Sequenz: *sagittal* <u>T2-Gewichtung</u> (s. oben Basissequenz 1).

2. Sequenz: *sagittal* <u>Protonendichtegewichtung</u> (s. oben Basissequenz 2).

3. Sequenz: *transversal* (parallel zu den entsprechenden Wirbelkörperdeckflächen, bei starker Skoliose auch auf coronarem Scout anpassen).
<u>T1-Gewichtung</u> (Beispiel: TSE, TR 450 – 650, TE 12 – 25).
Schichtdicke: 4 mm.
Schichtabstand: 0 – 20 % der Schichtdicke ($\cong$ 0 – 0,8 mm bzw. Faktor 1,0 – 1,2).
FOV: 180 – 200.

Sättiger:

a) senkrecht (koronar) zu Schichten, Block sättigt Bereich vor der Wirbelsäule ab,

b) transversal (parallel zu Schichten) über dem Schichtblock und

c) transversal (parallel zu Schichten) unter dem Schichtblock.

4. Sequenz: *transversal* (exakt wie Sequenz 3, aber nach KM (z. B. Gd-DTPA).

Evtl.

5. Sequenz: *sagittal* T1-Gewichtung wie oben, aber nach KM.

Tumorverdacht, Verdacht auf Spondylodiscitis, Abszess

Vorbereitung: Verweilkanüle mit Verlängerungsschlauch legen lassen.

1. Sequenz: s. oben.

2. Sequenz: *sagittal* (wie Basissequenz 2, T1-Gewichtung).

3. Sequenz: *transversal* (durch den fraglichen Bereich).
T1-Gewichtung (Beispiel: TSE, TR 500–700, TE 12–25).
Schichtdicke: 4 mm.
Schichtabstand: 0–20% der Schichtdicke ($\triangleq$ 0–0,8 mm bzw. Faktor 1,0–1,2).
Sättiger: senkrecht (koronar) zu Schichten, Block sättigt Bereich vor der Wirbelsäule ab.

4. Sequenz: *transversal* T1-Gewichtung wie Sequenz 3, aber nach KM-Gabe.

5. Sequenz: *sagittal* T1-Gewichtung wie Sequenz 2, aber nach KM-Gabe (z. B. Gd-DTPA).

Trauma, Frakturverdacht

Vorbereitung: evtl. Verweilkanüle mit Verlängerungsschlauch legen lassen.

1. Sequenz: *sagittal.*
TIRM (Turbo-Inversion-Recovery) bzw. STIR (Beispiel: TR 6500, TE 30–60, TI: 140, Kippwinkel: 180°)
oder T2-Gewichtung, fettgesättigt (TSE, FS, Beispiel: TR 3000–4000, TE 80–120).
Schichtdicke: 4 mm.
Schichtabstand: 0–20% der Schichtdicke ($\triangleq$ 0–0,8 mm bzw. Faktor 1,0–1,2).
Phase: PA, Flusskompensation (oder FH, dann aber 100% Phasen-Oversampling).
Matrix: 256.
Sättiger:
a) senkrecht zu Schichten, Block sättigt Bereich vor der Wirbelsäule ab,
b) transversal über und
c) transversal unter den sagittalen Schnitten.

2. Sequenz: *sagittal* (wie Basissequenz 2, T1-Gewichtung).

3. Sequenz: *transversal* (durch den fraglichen Bereich).
T2-Gewichtung (Beispiel: Gradientenecho: *1,5 und 1,0 Tesla:* TR 850, TE 26, Kippwinkel: 30° oder TR 500, TE 18, Kippwinkel: 20°; *0,5 Tesla:* TR 55, TE 27, Kippwinkel: 6°).

4. Sequenz: *koronar.*

> <u>T2-Gewichtung</u> (TSE mit höherem Turbofaktor z.B. 20, Beispiel: TR 3000 – 4000, TE 100 – 140).
> Schichtdicke: 6 mm.
> Schichtabstand: 10 – 20 % der Schichtdicke ($\cong$ 0,6 – 1,2 mm bzw. Faktor 1,1 – 1,2).
> Sättiger: nein.

evtl.

5. Sequenz: *sagittal* <u>T1-Gewichtung</u> (wie Sequenz 5), aber nach KM (z.B. Gd-DTPA).

6. Sequenz: *transversal* (durch den fraglichen Bereich).

> <u>T1-Gewichtung</u> (Beispiel: TSE TR 500 – 700, TE 12 – 25).
> Schichtdicke: 4 mm.
> Schichtabstand: 0 – 20 % der Schichtdicke ($\cong$ 0 – 0,8 mm bzw. Faktor 1,0 – 1,2).
> Sättiger: senkrecht (koronar) zu Schichten, Block sättigt Bereich vor der Wirbelsäule ab.

Iliosakralgelenke

Vorbereitung
- Patienten vor Untersuchung auf Toilette schicken, Blase entleeren lassen.
- Aufklärungsgespräch führen, Patienten Ohrenschutz anbieten.
- Metallteile entfernen lassen.
- Nachfragen, ob Patient den Fragebogen (Herzschrittmacher, Metallteile) verstanden und ausgefüllt hat.

Lagerung
Rückenlage, entweder Wirbelsäulenspule (im Anschluss an LWS-Untersuchung) oder Body-Array-Spule, Beine unterpolstern.

Sequenzen
Scout: 3 Ebenen

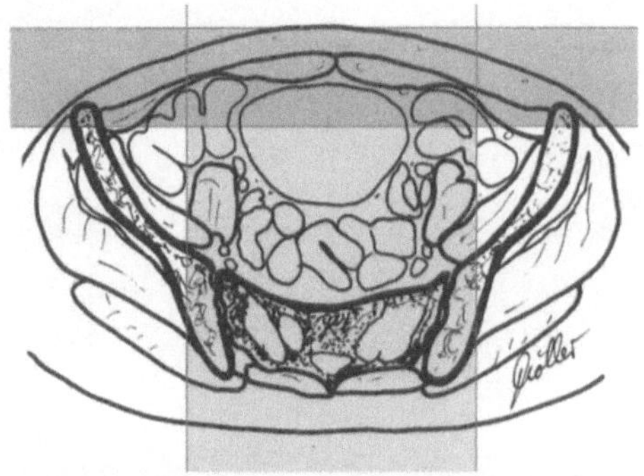

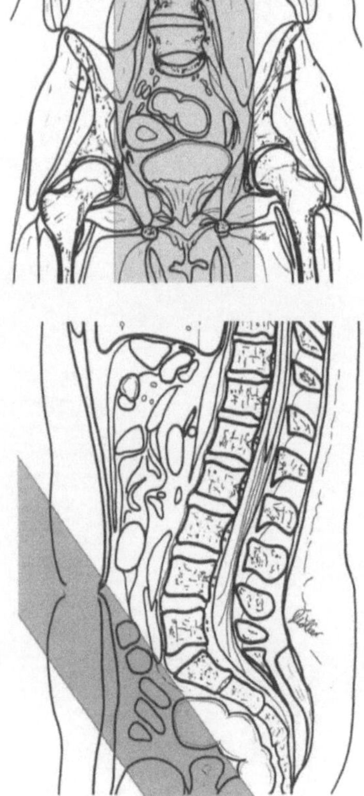

Iliosakralgelenke, sagittale Schicht, 1. Sequenz

1. Sequenz: *sagittal* <u>T2-Gewichtung</u> (Beispiel: TR 2000 – 3500, TE 100 – 130).
Schichtdicke: 5 mm.
Schichtabstand: 10 – 20 % der Schichtdicke ($\cong$ 0,5 – 1,0 mm bzw. Faktor 1,1 – 1,2).
FOV: ca. 240 – 250.
Matrix: 512.
Sättiger:
a) transversal über den Schnitten zur Gefäßabsättigung,
b) parakoronar ventral über das subkutane Fettgewebe und den Darm.

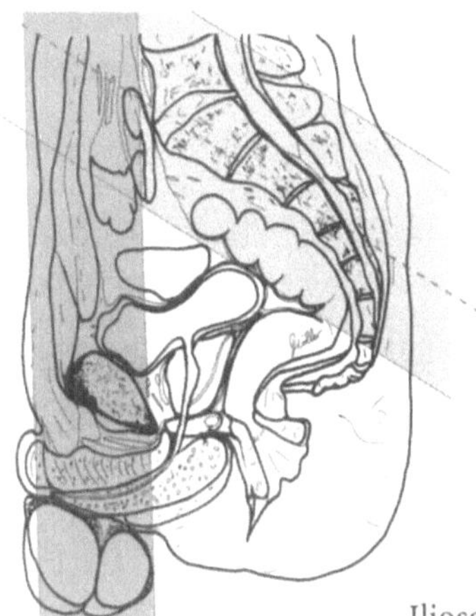

Iliosakralgelenke, paratransversale Schicht, 2. Sequenz

2. Sequenz: *parakoronar*, <u>T2-Gewichtung</u> parallel zum Os sacrum (einzeichnen auf mediosagittaler Schicht), fettgesättigt (Beispiel: TSE, TR 2500 – 3500, TE 80 – 120)
oder
<u>TIRM</u> (Turbo-Inversion-Recovery) bzw. SPIR (Beispiel: *1,5 und 1,0 Tesla:* TR 6500, TE 14, TI 140, Kippwinkel: 180°, *0.5 Tesla:* TR 2500, TE 60, TI 100).
Schichtdicke: 4 – 5 mm.
Schichtabstand: 10 – 20 % der Schichtdicke ($\cong$ 0,4 – 1,0 mm bzw. Faktor 1,1 – 1,2).
FOV: mittelgroß z. B. 250 – 300 mm.
Phase: AP (bzw. HF je nach Kippung) mit 50 % Phasen-Oversampling.
Matrix: evtl. 512.
Sättiger: paracoronar oberhalb der Schichten.

3. Sequenz: *parakoronar* (wie Sequenz 2).
<u>T1-Gewichtung</u> (Beispiel: TSE, TR 450 – 600, TE 12 – 25).
Schichtdicke: 4 mm.
Schichtabstand: 10 – 20 % der Schichtdicke ($\cong$ 0,4 – 0,8 mm bzw. Faktor 1,1 – 1,2).
Phase: AP mit 50 % Phasen-Oversampling.
Sättiger: oberhalb der Schichten.

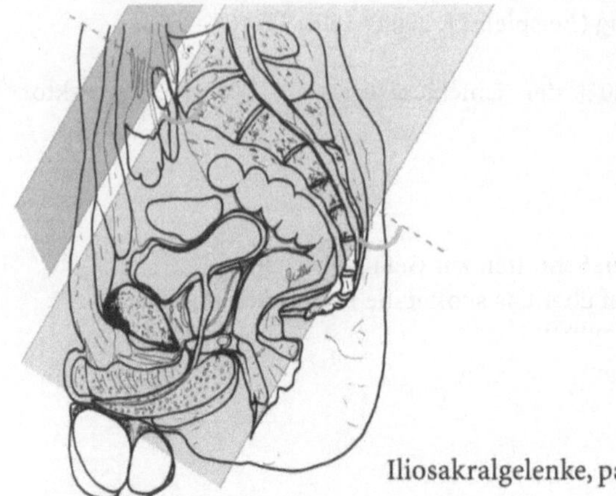

Iliosakralgelenke, parakoronare Schicht, 4. Sequenz

4. Sequenz: *parakoronar* <u>T1-Gewichtung</u>, (Beispiel: SE, TR 500–700, TE 12–25, Kippwinkel: 90° oder 150°)
oder
<u>TIRM</u> (Turbo-Inversion-Recovery) bzw. SPIR (Beispiel: TR 6500, TE 14, Tl 140, Kippwinkel: 180°)
oder T2-Gewichtung, fettgesättigt (TSE, FS, Beispiel: TR 2500–3500, TE 80–120).
Schichtdicke: 4–6 mm.
Schichtabstand: 30–50% der Schichtdicke ($\cong$ 1,2–3 mm bzw. Faktor 1,3–1,5).
Phase: AP.
Sättiger:
a) ventral koronar (senkrecht zu Schichten) über Fettgewebe des Bauches,
b) transversal über den Schnitten zur Gefäßabsättigung.

evtl.

5. Sequenz: *parakoronar* <u>T1-Gewichtung</u>, fettgesättigt (wie Sequenz 2), aber nach KM (z. B. Gd-DTPA) (bei sichtbaren Veränderungen und Fragestellung nach Entzündung, Tumor usw.).

Schulter

Patientenvorbereitung
- Patienten vor Untersuchung auf Toilette schicken.
- Aufklärungsgespräch führen, Patienten Ohrenschutz (z. B. Ohropax) anbieten.
- Bis auf Unterwäsche entkleiden lassen.
- Metallteile entfernen lassen (Hörgeräte, Haarklammern, Piercing, Halsketten usw.).
- Nachfragen, ob Patient den Fragebogen (Herzschrittmacher, Metallteile) verstanden und ausgefüllt hat.

Lagerung
Rückenlage, Schulterspule (ovale Oberflächenspule, flexible Spule), Arm in Neutralstellung oder Supination, Beine unterpolstern.

Sequenzen
Scout: axial und koronar.

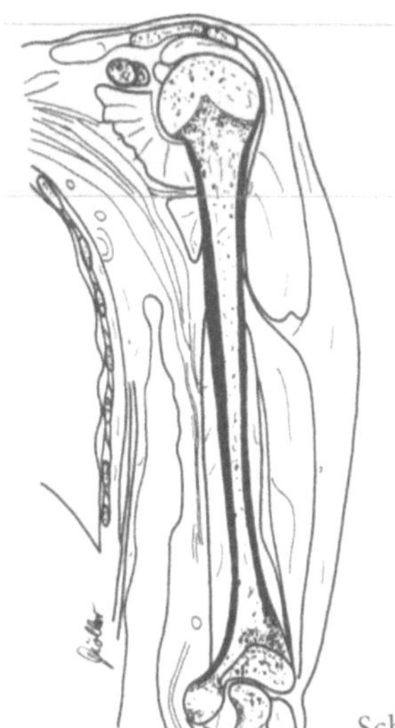

Schulter, transversale Schicht, 1. Sequenz

1. Sequenz: *transversal* T2-Gewichtung, fettgesättigt (TSE, FS, Beispiel: TR 2000 – 4500, TE 90 – 130)

oder Gradientenecho (zur Darstellung des Labrums: FFE: TR 600 – 700, TE 11; Kippwinkel: 60°).

Schichtdicke: 3 mm (2D), ca. 1 mm bei GRE.

Schichtabstand: 20 % der Schichtdicke ($\cong$ 0,6 mm bzw. Faktor 1,2).

FOV: 200 (– 270).

Sättiger: nein.

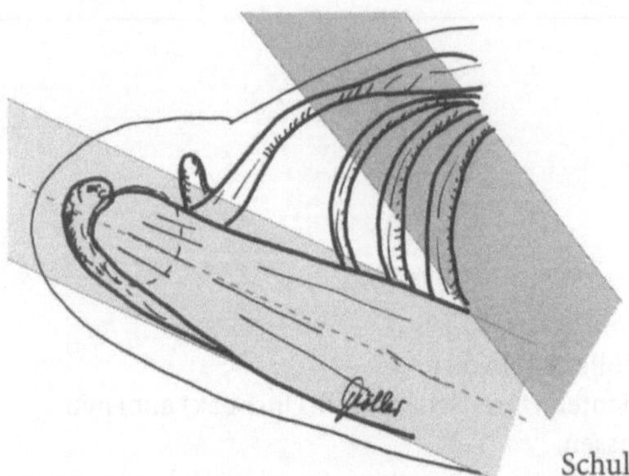

2. Sequenz: *parakoronar* (parallel zum Verlauf des Muskulus supraspinatus auf der transversalen Schicht), <u>T2-Gewichtung</u>, fettgesättigt (TSE, FS, Beispiel: TR 2000–3500, TE 100–120
oder <u>STIR</u>: TR 1800–2200, TE 60, TI 100–130, Kippwinkel 90°).
Schichtdicke: 3 mm.
Schichtabstand: 20 % der Schichtdicke ($\cong$ 0,6 mm bzw. Faktor 1,2).
FOV: ca. 260–290.
Matrix: 512 (256).
Sättiger: parasagittal, schräg zur Schicht über die Lunge.

3. Sequenz: *parakoronar* <u>T1-Gewichtung</u>, sonst wie 2. Sequenz (Beispiel: TR 450–600, TE 12–25).

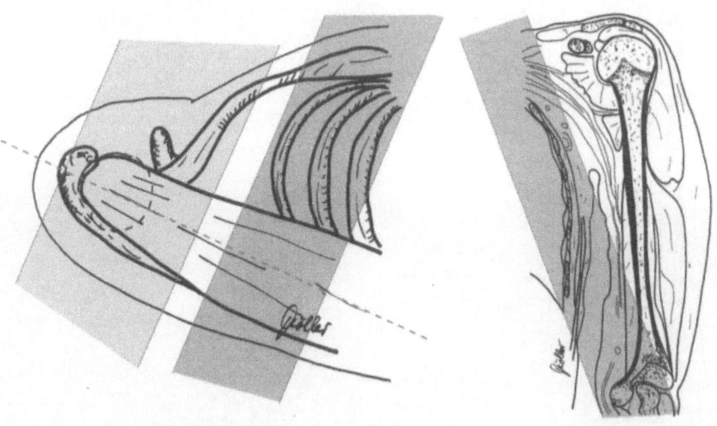

Schulter, parasagittale Schicht, 4. Sequenz

4. Sequenz: *parasagittal* (rechtwinklig zu Sequenz 2 oder parallel zur Gelenkpfanne).
<u>T1-Gewichtung</u> (Beispiel: TR 500–600, TE 10–20)
oder <u>T2-Gewichtung</u> (Beispiel: TR 2000–4500, TE 90–130).
Schichtdicke: 3 (–4) mm.
Schichtabstand: 20 % der Schichtdicke ($\cong$ 0,6 mm bzw. Faktor 1,2).
Sättiger: sagittal über die Lunge.

Tipps und Tricks

Lagerung

Spule seitlich mit Sandsäcken fixieren.

Sandsäcke oder Gurt über Unterarm in Supinationsstellung (wenn dies schwierig ist, lieber Neutralstellung verwenden).

Die zu untersuchende Schulter möglichst weit in das Isozentrum des Magneten bringen.

Evtl. Patient 45° schräg im Magneten lagern (Schulter, Gesäß und Knie unterpolstern).

Varianten

Indirekte Arthrographie der Schulter (z. B. zur Labrumdiagnostik).

Vorbereitung

Patienten $^1/_2$ Stunde vor Untersuchung 0,2 mmol/kg Körpergewicht (ca. 10 ml) Gd-DTPA i. v. injizieren. Schulter bewegen lassen.

1. Sequenz: *transversal*, <u>T1-Gewichtung</u>, fettgesättigt (Beispiel: SE, TR 600 – 800, TE 12 – 25
oder Gradientenecho (GRE), TR 400 – 500, TE minimal, Kippwinkel 80 – 90°).
Schichtdicke: 3 mm.
Schichtabstand: 20 % der Schichtdicke ($\cong$ 0,6 mm bzw. Faktor 1,2).
FOV: 200 – 220 mm.
Matrix: 512.
Sättiger: nein.

2. Sequenz: *parakoronar* <u>T2-Gewichtung</u> (wie Sequenz 2).

3. Sequenz: *parakoronar* <u>T1-Gewichtung</u>, fettgesättigt (sonst wie Sequenz 3).

4. Sequenz: *parasagittal* <u>T1-Gewichtung</u>, fettgesättigt (sonst wie Sequenz 4).

Hüftgelenke

Patientenvorbereitung

- Patienten vor Untersuchung auf Toilette schicken.
- Aufklärungsgespräch führen, Patienten Ohrenschutz (z. B. Ohropax) anbieten.
- Bis auf Unterwäsche entkleiden lassen.
- Metallteile entfernen lassen (Hörgeräte, Haarklammern, Piercing usw.).
- Nachfragen, ob Patient den Fragebogen (Herzschrittmacher, Metallteile) verstanden und ausgefüllt hat.

Lagerung

Rückenlage, Body-Array-Spule (Body-Spule, Wickelspule), Beine durch *kleine* Knierolle unterpolstern (Oberschenkel nicht zu stark anheben!), Arme über Oberbauch verschränken.

Sequenzen

Scout: transversal und koronar.

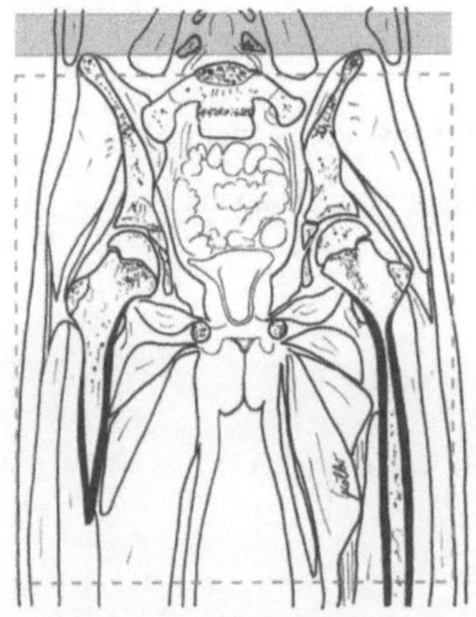

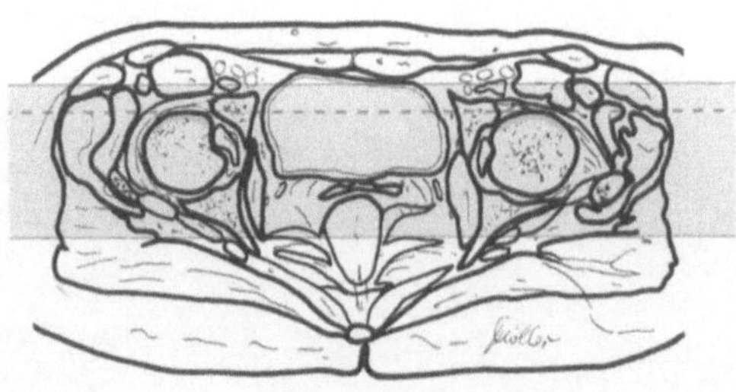

Hüftgelenk, koronare Schicht, 1. Sequenz

1. Sequenz: *koronar* über Hüftköpfe (eventuelle Beckenschieflage mit berücksichtigen) <u>TIRM</u> (Turbo-Inversion-Recovery) bzw. <u>STIR</u> (Beispiel: *1,5 und 1,0 Tesla:* TR 6500, TE 30–60, TI 140, Kippwinkel: 180°, *(1,0 und) 0,5 Tesla:* TR 1800–2200, TE 30–60, TI 100–120, Kippwinkel: 90°)
oder fettgesättigte <u>T2-Gewichtung</u> (TSE, FS, Beispiel: TR: 2000–3500, TE: 100–120).
Schichtdicke: 4 mm.
Schichtabstand: 20 % der Schichtdicke ($\cong$ 0,8 mm bzw. Faktor 1,2).
FOV: 350–380.
Sättiger: transversal über den Schnitten zur Gefäßabsättigung.

2. Sequenz: *koronar* über Hüftköpfe (eventuelle Beckenschieflage mit berücksichtigen,
Einzeichnung wie Sequenz 1).
<u>T1-Gewichtung</u> (TR 450–600, TE 12–25).
Schichtdicke: 4–6 mm.
Schichtabstand: 20 % der Schichtdicke ($\cong$ 0,8–1,2 mm bzw. Faktor 1,2).
Matrix: 512 (256).
Sättiger: transversal über den Schnitten zur Gefäßabsättigung.

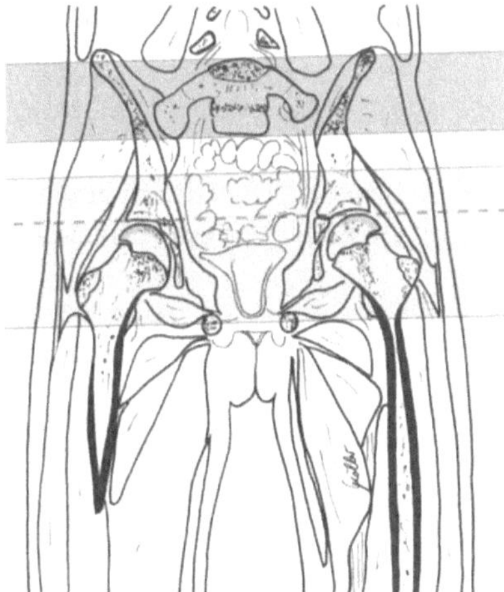

Hüftgelenk, transversale Schicht, 3. Sequenz

3. Sequenz: *transversal* über Hüftköpfe und Pfanne (nach kaudal bis distaler Trochan-
ter major).
<u>T2-Gewichtung</u> (TSE, Beispiel: TR 2000–4000, TE 100–130).
Schichtdicke: 5–6 mm.
Schichtabstand: 20 % der Schichtdicke ($\cong$ 1,0–1,2 mm bzw. Faktor 1,2).
FOV: ca. 350–380 (evtl. Rechteck-FOV), anpassen.
Sättiger: transversal (parallel) über den Schnitten zur Gefäßabsättigung.

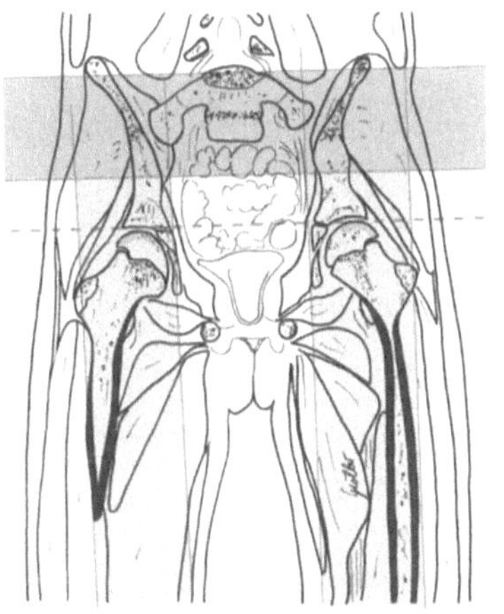

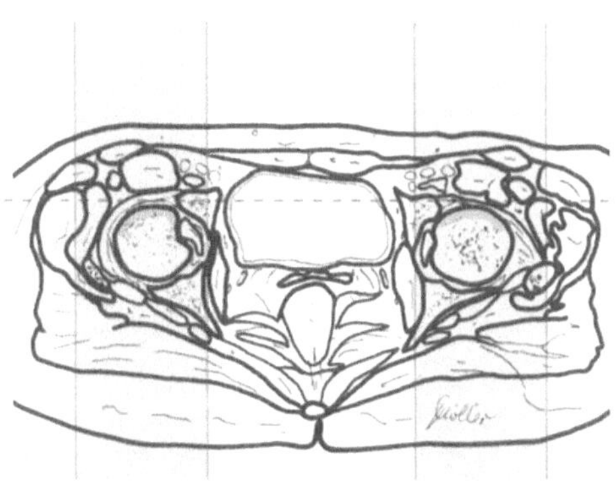

Hüftgelenk, sagittale Schicht, 4. Sequenz

4. Sequenz: *sagittal* (über beide Hüftköpfe).

T1-Gewichtung (Beispiel: TR 500–600, TE 10–12).

Schichdicke: 5–6 mm.

Schichtabstand: 0–20 % der Schichtdicke ($\cong$ 0–1,2 mm bzw. Faktor 1,0–1,2).

FOV: ca. 380–400.

Sättiger: transversal über Schichten zur Gefäßabsättigung.

evtl.

5. Sequenz: *koronar* (über beide Hüftköpfe) wie Sequenz 2 (T1-Gewichtung), aber nach i. v. KM-Gabe (z. B. Gd-DTPA), evtl. fettgesättigt.

Tipps und Tricks

Einstellhilfe: Zentrierung auf Spina iliaca anterior inferior.

Bei Gefäßartefakten der Iliacalgefäße auf koronaren Aufnahmen evtl. Drehen des Phasenkodiergradienten in Richtung HF = Head-Feet (mit Oversampling zur Vermeidung von Einfaltungen).

Knie

Patientenvorbereitung
- Patienten vor Untersuchung auf Toilette schicken.
- Aufklärungsgespräch führen, Patienten Ohrenschutz (z.B. Ohropax, Kopfhörer) an-
  bieten.
- Bis auf Unterwäsche entkleiden lassen.
- Metallteile entfernen lassen (Hörgeräte, Haarklammern, Piercing, Uhr usw.).
- Fragebogen (Herzschrittmacher, Metallteile) verstanden und ausgefüllt?

Lagerung
Rückenlage, Füße voran. Kniespule (Wickelspule).
Knie (nachfragen, ob richtiges Bein!) in die Spule legen, 10–15° Außenrotation (bes-
sere Darstellung des vorderen Kreuzbandes), Gelenkspalt im Spulenzentrum, Knie in
der Spule fixieren, anderes Bein bequem unterpolstern.

Sequenzen
Scout: 3 Ebenen (evtl. auf transversalem Scout sagittale und koronare Scouts planen =
Off-Center-Position!).

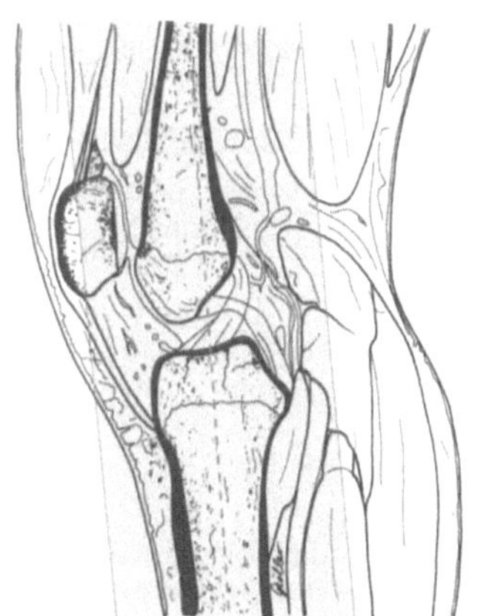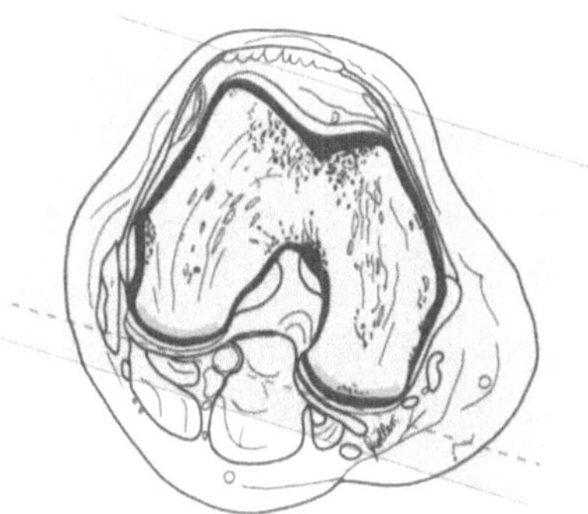

Knie, koronare Schicht, 1. Sequenz

1. Sequenz: *koronar* (parallel zu den Kondylen).
TIRM (Turbo-Inversion-Recovery) bzw. STIR (Beispiel: *1,5 und 1,0 TESLA:*
TR 6500, TE 30–60, TI 140, Kippwinkel: 180°; *1,0 TESLA:* TR 1500, TE 15,
TI 140; *0,5 TESLA:* TR 2000, TE 32, TI 100, Kippwinkel: 90°)
oder fettgesättigte T2-Gewichtung (TSE, Beispiel: TR 2000–3500, TE 70–100).
Schichtdicke: 3 mm.
Schichtabstand: 0–20 % der Schichtdicke ($\cong$ 0–0,6 mm bzw. Faktor 1,0–1,2).
FOV: ca. 180–200.
Sättiger: nein.

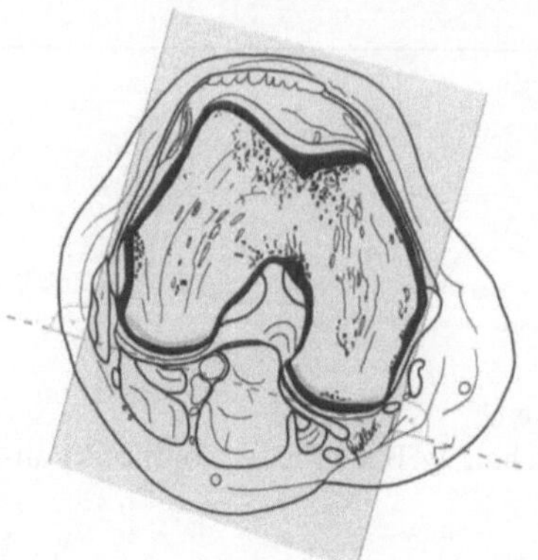

Knie, sagittale Schicht, 2. Sequenz

2. Sequenz: *sagittal* (= senkrecht zu 1).

<u>3-D-Gradientenecho</u>, fettgesättigt (Beispiel: *1,5 und 1,0 TESLA:* DESS: TR 25, TE 9, Kippwinkel: 35° oder TR 29, TE 20, Kippwinkel: 15°; *0,5 TESLA:* FFE, TR shortest (z. B. 95), TE 27, Kippwinkel: 25°).
Blockdicke: 100 – 120 mm (effektive Dicke ca. 1 – 1,5 mm).
Partitionen: 64.
Matrix: 512.
Sättiger: transversal über Schichten (nicht bei DESS, zerstört Steady State)

oder

2. Sequenz: *sagittal* (= senkrecht zu 1)
entweder
<u>T2-Gewichtung</u>, fettgesättigt (TSE, Beispiel: TR 2000 – 3500, TE 100)
oder
<u>Protonendichtegewichtung</u>, fettgesättigt (TSE, Beispiel: TR 3000, TE 20 – 45).
Schichtdicke: 3 mm.
Schichtabstand: 0 – 20 % der Schichtdicke ($\cong$ 0 – 0,6 mm bzw. Faktor 1,0 – 1,2).
FOV: ca. 160 – 190.
Matrix: 512.
Sättiger: transversal über den Schichten.

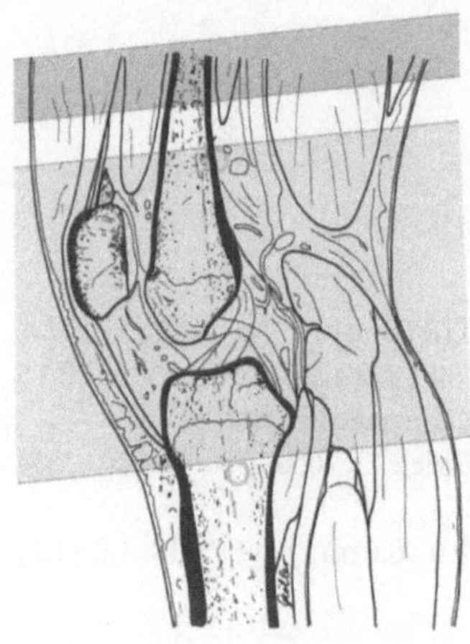

Knie, transversale Schicht, 3. Sequenz

3. Sequenz: *transversal.*
> T2-Gewichtung (TSE, Beispiel: TR 2500–3800, TE 100–130)
> oder Protonendichtegewichtung mit spektraler Fettsättigung (TSE, Beispiel: TR 2000–2400, TE 13–16, Kippwinkel: 90°).
> Phasenkodierrichtung: LR.
> Schichtdicke: 3 mm.
> Schichtabstand: 20% der Schichtdicke ($\cong$ 0,6 mm bzw. Faktor 1,2).
> FOV: ca. 160 (–180).
> Sättiger: transversal (parallel) über den Schichten.

4. Sequenz: *koronar* (oder sagittal) (siehe oben).
> T1-Gewichtung (Beispiel: TR 450–600, TE 15–25).
> Schichtdicke: 3–6 mm.
> Schichtabstand: 20% der Schichtdicke ($\cong$ 0,6–1,2 mm bzw. Faktor 1,2).
> Sättiger: transversal über den Schichten.

Tipps und Tricks

- Knie gut unterpolstern (Sandsäcke, Keile).
- Um das ständige Anfertigen von 2 Scout-Sequenzen (off-center-Position) zu vermeiden: grundsätzlich im Standard-Scout-Programm für das Knie je rechts und links einen sagittalen Scout anfertigen: ein Scout zeigt jeweils das Gelenk, der andere nichts.
- Vergleichende Aufnahmen der Knie (Kinder) können in der Kopfspule durchgeführt werden. Gute Fixierung durch Kissen. Bei den Sequenzen entweder TR entsprechend der Schichtzahl anpassen oder Sequenzen pro Seite einzeln fahren.
- Darstellung des vorderen Kreuzbandes bei 15–20° Grad Außenrotation; des hinteren Bandes bei 0–5° Innenrotation.

Varianten

Knieuntersuchung mit Kontrastmittel

(Fragestellung: z. B. Tumor, Durchblutung einer Osteochondrosis dissecans)

Patientenvorbereitung: Verweilkanüle mit Verlängerungsschlauch legen lassen.

1. Sequenz: *koronar* TIRM bzw. STIR (s. oben Basissequenz 1).

2. Sequenz: *sagittal* 3-D-GRE (s. oben Basissequenz 2).

3. Sequenz: *koronar.*
> T1-Gewichtung (Beispiel: TR 450–700, TE 12–25).
> Schichdicke: 4–6 mm.
> Schichtabstand: 20% der Schichtdicke ($\cong$ 0,8–1,2 mm bzw. Faktor 1,2).
> Sättiger: nein.

4. Sequenz wie Sequenz 3, aber nach KM (GD-DTPA).

5. Sequenz: *transversal* (nach KM).
> T1-Gewichtung (Beispiel: TR 450–700, TE 12–25).
> Schichdicke: 4–6 mm.
> Schichtabstand: 20% der Schichtdicke ($\cong$ 0,8–1, 2 mm bzw. Faktor 1,2).
> Sättiger: transversal (parallel) über den Schichten.

Indirekte Arthrographie

(Fragestellung: Fremdkörper, Meniskusriss,
Kreuzbandläsion, wenn nativ nicht abklärbar)

Vorbereitung: KM (GD-DTPA, 0,2 ml/kg KG) i.v. injizieren.
Kniegelenk für 20–30 Minuten gut durchbewegen lassen, dann:

1. **Sequenz:** *sagittal* (Schichtlage wie Basissequenz 1).
   T1-Gewichtung, fettgesättigt (Beispiel: TR 450–700, TE 12–25
   oder Gradientenecho (GRE), fettgesättigt: Beispiel: TR 400–600, TE mini-
   mal (≤11), Kippwinkel: 80–90°).
   Schichtdicke: 3 mm.
   Schichtabstand: 0–20% der Schichtdicke (≙ 0–0,6 mm bzw. Faktor 1,0–1,2).
   Sättiger: transversal über den Schichten.

2. **Sequenz:** *koronar.*
   T1-Gewichtung, fettgesättigt (siehe Sequenz 1).
   Schichtdicke: 3–4 mm.
   Schichtabstand: 20% der Schichtdicke (≙ 0,6–0,8 mm bzw. Faktor 1,2).
   Sättiger: transversal über den Schichten.

3. **Sequenz:** *transversal.*
   T1-Gewichtung, fettgesättigt (siehe Sequenz 1).
   Schichtdicke: 3 mm.
   Schichtabstand: 20% der Schichtdicke (≙ 0,6 mm bzw. Faktor 1,2).
   Sättiger: transversal über den Schichten (parallel über den Schichten).

4. **Sequenz:** *koronar.*
   TIRM oder STIR oder T2-Gewichtung, fettgesättigt (siehe oben Basissequenz 1).

Oberes Sprunggelenk (OSG)

Patientenvorbereitung
- Patienten vor Untersuchung auf Toilette schicken.
- Aufklärungsgespräch führen, Patienten Ohrenschutz (z. B. Ohropax) anbieten.
- Bis auf Unterwäsche entkleiden lassen.
- Metallteile entfernen lassen (Hörgeräte, Haarklammern, Piercing, Uhr usw.).
- Nachfragen, ob Patient den Fragebogen (Herzschrittmacher, Metallteile) verstanden und ausgefüllt hat.

Lagerung
Rückenlage, Füße voran, Kniespule (oder bd. OSG in Kopfspule, Wickelspule).
OSG in der Spule fixieren, anderes Bein bequem unterpolstern.

Sequenzen
Scout: sagittal und axial (am besten 3 Ebenen).

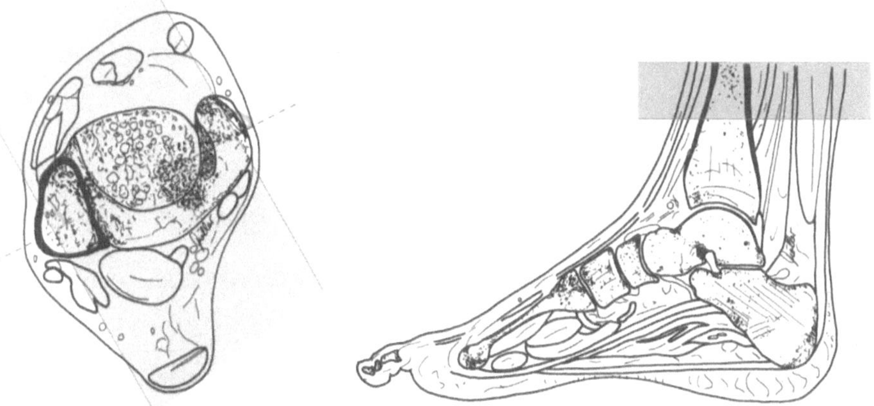

OSG, sagittale Schicht, 1. Sequenz

1. **Sequenz:** *sagittal.*
> <u>TIRM</u> (Turbo-Inversion-Recovery) bzw. <u>STIR</u> (Beispiel: *1,5 und 1,0 Tesla:* TR 6500, TE 30–60, TI 140, Kippwinkel: 180°; *(1,0 und) 0,5 Tesla:* STIR: TR 1600–2200, TE 32, TI 100–130, Kippwinkel: 90°)
> oder <u>T2-Gewichtung</u>, fettgesättigt (TSE, Beispiel: TR 2000–3500, TE 90–120).
> Schichtdicke: 3 mm.
> Schichtabstand: 0–20% der Schichtdicke ($\cong$ 0–0,6 mm bzw. Faktor 1,0–1,2).
> FOV: so groß (ca. 250 mm), dass Zehen mit dargestellt werden oder Phasenoversampling verwenden, um Einfaltungen der Zehen zu vermeiden.
> Matrix: evtl. 512.
> Sättiger: transversal über den Schichten.

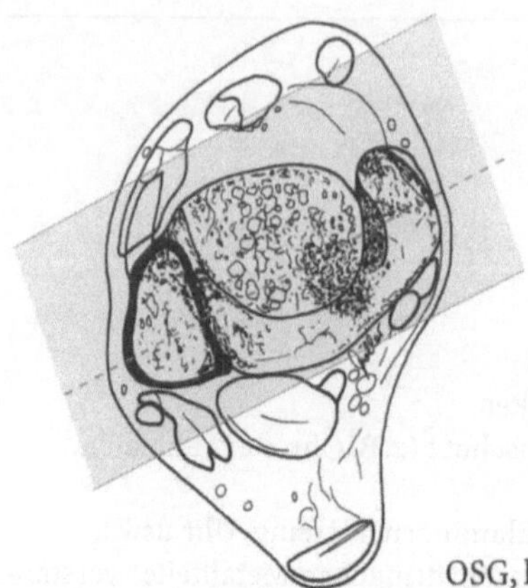

OSG, koronare Schicht, 2. Sequenz

2. Sequenz: *koronar* (= senkrecht zu 1).

T2-Gewichtung, fettgesättigt (TSE, FS, Beispiel: TR: 2000–3500, TE: 100–120; *0,5 TESLA:* 3-D FFE mit Fettsättigung: TR 30–110, TE 20–27, Kippwinkel: 15–25°).

Schichtdicke: 3 mm.

Schichtabstand: 0–20 % der Schichtdicke ($\cong$ 0–0,6 mm bzw. Faktor 1,0–1,2).

FOV: ca. 160–180.

Matrix: möglichst 512.

Sättiger: nein.

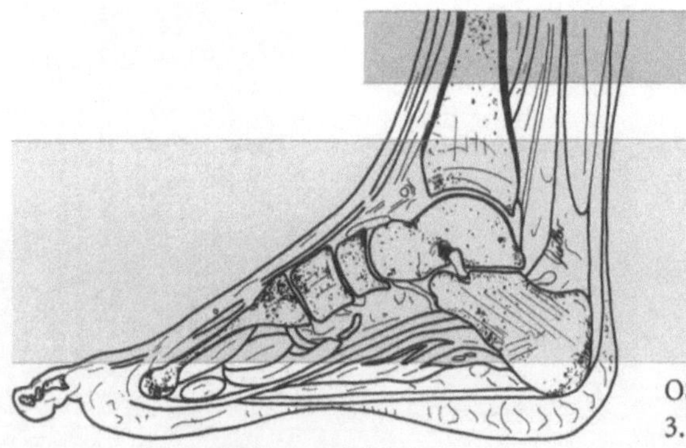

OSG, transversale Schicht, 3. Sequenz

3. Sequenz: *transversal.*

T2-Gewichtung, (TSE, Beispiel: TR 3000–4500, TE 100–130).

Schichtdicke: 4 mm.

Schichtabstand: 20 % der Schichtdicke ($\cong$ 0,8 mm bzw. Faktor 1,2).

Sättiger: transversal (parallel) über den Schichten.

4. Sequenz: *koronar.*

T1-Gewichtung (Beispiel: TR 450–600, TE 15–20, Kippwinkel 90°).

Schichtdicke: 3 mm.

Schichtabstand: 10–20 % der Schichtdicke ($\cong$ 0,3–0,6 mm bzw. Faktor 1,1–1,2).

Sättiger: nein.

Tipps und Tricks

Optimierte Darstellung für das

- Lig. calcaneonaviculare und Lig. deltoideum (Pars tibiocalcanea und tibiotalaris): koronare Schicht in maximaler Dorsalflexion (10–20°).
- Ligg. talofibulare anterius und posterius: transversale Schicht in maximaler Dorsalflexion (10–20°).
- Lig. calcaneofibulare: transversale Schicht in maximaler Plantarflexion (40–50°).
- Lig. deltoideum (Pars tibionavicularis und tibiotalaris anterior): koronare Schicht in maximaler Plantarflexion (40–50°).

Varianten

Untersuchungstechnische Variante

Knorpeldarstellung

5. Sequenz: *sagittal*, <u>Gradientenecho</u>, fettgesättigt (Beispiel: *1,5 und 1,0 TESLA:* Flash-3D-FS: TR 770, TE 11, Kippwinkel 60°).

Indirekte Arthrographie (Fragestellung: Fremdkörper, Kapselriss, Bandläsion, Knorpelschaden, wenn nativ nicht abklärbar)

Vorbereitung: KM (GD-DTPA, 0,2 mmol/kg KG) i. v. injizieren.
Den Patienten das Fußgelenk für 20–30 min gut durchbewegen lassen, dann zusätzliche Sequenzen:

1. Sequenz: *sagittal* (Schichtlage wie 1. Basissequenz, s. oben).
<u>T1-Gewichtung</u>, fettgesättigt (Beispiel: TR 450–600, TE 15–25) oder GRE, fettgesättigt (Beispiel: TR: 400–600, TE minimal (≤11), Kippwinkel 80–90°).
Schichtdicke: 2–3 mm.
Schichtabstand: 10–20% der Schichtdicke (≙ 0,2–0,6 mm bzw. Faktor 1,1–1,2).
Phase: PA mit 50% Phasen-Oversampling (oder: HF mit 100% Phasenoversampling).
Matrix: 512.
Sättiger: transversal (parallel) über den Schichten.

2. Sequenz: *koronar* (Schichtlage wie 2. Basissequenz, s. oben).
<u>T1-Gewichtung</u>, fettgesättigt (Beispiel: TR 450–600, TE 15–25.
<u>GRE</u>, fettgesättigt (Beispiel: TR: 400–600, TE minimal (≤11), Kippwinkel 80–90°).
Schichtdicke: 2–3 mm.
Schichtabstand: 20% der Schichtdicke (≙ 0,4–0,6 mm bzw. Faktor 1,2).
Phase: RL.
FOV: ca. 160 (evtl. Rechteck-FOV).
Matrix: 512.
Sättiger: transversal über den Schichten.

3. Sequenz: *transversal* (Schichtlage wie 3. Basissequenz, s. oben).
T1-Gewichtung, fettgesättigt (Beispiel: TR: 450–600, TE 15–25)
oder GRE, fettgesättigt (Beispiel: TR: 400–600, TE minimal (≤11), Kipp-
winkel 80–90°).
Schichdicke: 3 mm.
Schichtabstand: 20% der Schichtdicke (≙ 0,6 mm bzw. Faktor 1,2).
Phase: RL.
Matrix: 512.
Sättiger: transversal über den Schichten.

Achillessehnendarstellung

1. Sequenz: *sagittal* <u>TIRM</u> bzw. <u>STIR</u> (wie Basissequenz 1, siehe oben).

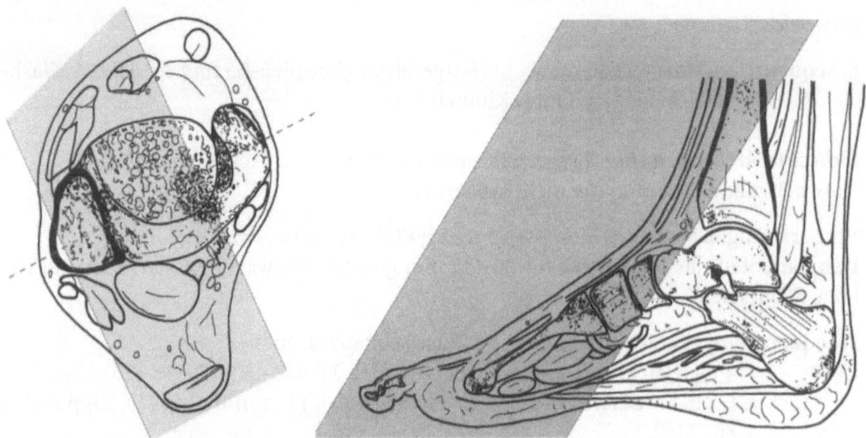

Achillessehne, sagittale Schicht, 2. Sequenz

2. Sequenz: *sagittal.*
<u>T1-Gewichtung</u> (Beispiel: TR 450–600, TE 15–25).
Schichtdicke: 3 mm.
Schichtabstand: 10–20% der Schichtdicke (≙ 0,3–0,6 mm bzw. Faktor
1,1–1,2).
Phase: PA mit 50% Phasen-Oversampling.
Sättiger: transversal (parallel) über den Schichten und koronar über den
Vorfuß.

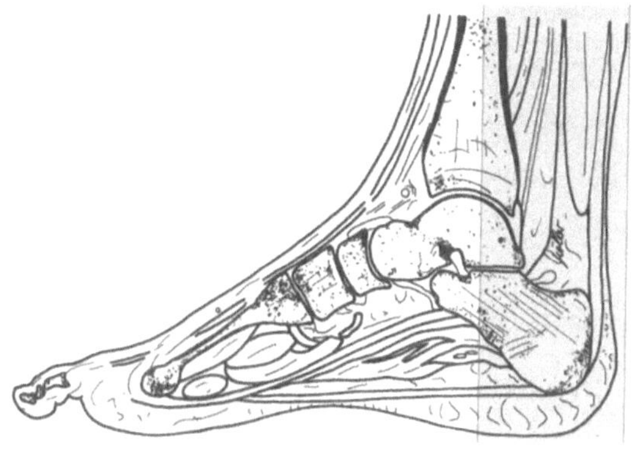

Achillessehne, parakoronare
Schicht, 3. Sequenz

3. Sequenz: *parakoronar* über die Achillessehne.
T2-Gewichtung, fettgesättigt (wie Basissequenz 2).

evtl.

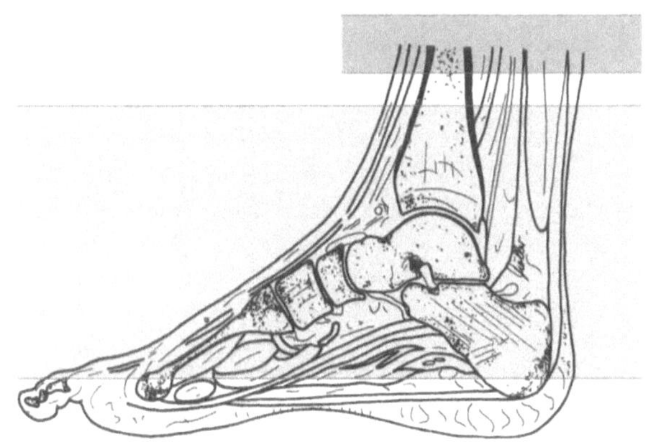

Achillessehne, transversale
Schicht, 4. Sequenz

4. Sequenz: *transversal* T1-Gewichtung, fettgesättigt nach KM-Gabe (z. B. Gd-DTPA).
(Beispiel: TR: 450 – 600, TE: 15 – 25
oder SPIR: TR 1700 – 2200, TE 15 – 32, Kippwinkel: 90°).
Schichtdicke: 3 mm.
Schichtabstand: 20 – 40 % der Schichtdicke ($\cong$ 0,6 – 1,2 mm bzw. Faktor 1,2 – 1,4).
Phase: RL.
Sättiger: transversal (parallel) über den Schichten.

5. Sequenz: *sagittal* T1-Gewichtung (wie Sequenz 2), aber nach KM-Gabe.

OSG-Untersuchung mit Kontrastmittel

(Fragestellung: z. B. Tumor, Durchblutung einer Osteochondrosis dissecans)

Vorbereitung: Verweilkanüle mit Verlängerungsschlauch legen lassen.

1. Sequenz: *sagittal* <u>TIRM</u> bzw. <u>STIR</u> (s. oben Basissequenz 1).

2. Sequenz: *koronar* <u>T2-Gewichtung</u>, fettgesättigt (s. oben Basissequenz 2).

3. Sequenz: *koronar.*
<u>T1-Gewichtung</u>, fettgesättigt (Beispiel: TR 450 – 700, TE 12 – 25).
Schichtdicke: 6 mm.
Schichtabstand: 20 % der Schichtdicke ($\cong$ 1,2 mm bzw. Faktor 1,2).
Sättiger: nein.

4. Sequenz: wie Sequenz 3, aber nach KM (GD-DTPA, 0,1 – 0,2 mmol/kg KG).

5. Sequenz: *transversal.*
<u>T1-Gewichtung</u>, fettgesättigt (Beispiel: TR 450 – 700, TE 12 – 25).
Schichdicke: 4 – 6 mm.
Schichtabstand: 20 % der Schichtdicke ($\cong$ 0,8 – 1,2 mm bzw. Faktor 1,2).
Sättiger: transversal (parallel) über den Schichten.

Angiographien

Angiographien

Aortenbogen-DSA

(peripher-venös)

Vorbereitung

Nahrungskarenz von 3 h, Röntgenthorax, Kreatinin.
Oberkörper entkleiden, Schmuck (Halskette usw.), BH ablegen lassen.

Material

DSA-Tisch (peripher-venös; „halbsteril"),
1 × große Spritze (20 oder 30 ml) mit NaCl,
(evtl. 1 × 2-ml-Spritze mit 18er (rosa) oder 19er (braun) Nadel mit Lokalanästhetikum),
Tupfer, Hautdesinfektionsmittel, Staubinde, Pflaster.

Katheter

Verweil- bzw. Flügelkanüle (14 G, 16 G).
Einwegehahn (hochdruckstabil).
Hochdruckverbindungsschlauch.

Technik

Lagerung

Linke Seite anheben (mindestens 30°, mit Schaumstoff unterpolstern) oder C-Bogen
entsprechend positionieren.

Technische Vorbereitungen

Injektionsspritze füllen.
Ausgleichskörper (wenn nötig) anbringen (z. B. Schlüssellochblende, Lungenformat-
blende).
EKG Triggerung (wenn vorhanden) anschließen.

Punktion

Vene in der Ellenbeuge (wenn möglich medial = V. cubitalis) (nach Lokalanästhesie)
punktieren.
Verbindungsschlauch anschließen.
Manuelle Probeinjektion mit NaCl bei hohem Flow.
Anschluss an Injektor (mit Verbindungsschlauch und Zweiwegehochdruckhahn).
Arm abduzieren und elevieren (gestreckte Einflussbahn).

Injektionsparameter

Etwa 50 ml nichtionisches KM (ca. 350 – 370 mg Jod/ml, z. B. Xenetix®).
Geschwindigkeit: 14 – 18 ml/s bei 16-G-Kanüle, 18 – 22 ml/s bei 14-G-Kanüle.
Delay (wenn nötig): s. unten.
Injektoreinstellung: Strahlung vor Spritze.

Aufnahmebedingungen
2 Bilder/s.
Nach Atemkommando Anfertigung der Masken bei Atemstillstand in flacher Exspiration.
Injektion des KM während der letzten Masken (Delay von 2–3 s).
Venöse Phase abwarten (bei entsprechender Fragestellung, z. B. Stealphänomen).
Serie beenden.

Nachsorge
Kontrolle auf KM-Reaktion.
Punktionsstelle versorgen.

Variante
Zentral-venöse Aortenbogen-DSA (siehe Halsgefäß-DSA, zentral-venös).

Halsgefäß-DSA
(peripher-venöse Injektion)

Vorbereitung
Nahrungskarenz von mindestens 3 h.
Schmuck (Halskette, Ohrringe usw.), Brille, herausnehmbaren Zahnersatz ablegen lassen.

Material
DSA-Tisch (peripher-venös; „halbsteril"),
1 × große Spritze (20 oder 30 ml) mit NaCl,
1 × 2-ml-Spritze mit 18er (rosa) oder 19er (braun) Nadel mit Lokalanästhetikum,
Tupfer, Hautdesinfektionsmittel, Staubinde, Pflaster.

Katheter
Verweil- bzw. Flügelkanüle (14 G, 16 G).
Einwegehahn (hochdruckstabil).
Hochdruckverbindungsschlauch.

Technik

Lagerung
Rückenlage. Arm auf Armausleger legen lassen. Bein unterpolstern.

Technische Vorbereitungen
Injektionsspritze füllen.

Punktion
V. cubitalis (nach Lokalanästhesie) mit Verweil- oder Flügel-Kanüle punktieren.
Verbindungsschlauch anschließen (auf Luftleere achten).
Manuelle Probeinjektion mit Kochsalz bei hohem Flow.
Anschluss an Injektor (mit befestigtem Verbindungsschlauch und Einwegehochdruck-
hahn).
Eventuell Arm über Kopf nehmen lassen (elevieren und abduzieren, gestreckte Ein-
flussbahn).

Injektionsparameter
Etwa 50 – 60 ml nichtionisches KM (ca. 350 – 370 mg Jod/ml, z. B. Xenetix®).
Geschwindigkeit: ca. 14 – 16 ml/s bei 16-G-Kanüle,
ca. 18 – 20 ml/s bei 14-G-Kanüle.
Delay (wenn nötig): s. unten.
Injektoreinstellung: Spritze vor Strahlung.

Aufnahmebedingungen

Mindestens 2 Bilder/s.

Nach Atemkommando Injektion des KM bei Atemstillstand in flacher Exspiration.

Anfertigung der Masken (1. Serie: Delay = 2–3 s, danach wird Delay für 2.–4. Serie bestimmt).

Venöse Phase abwarten (Dauer der Serie ca. 12 s, bei sichtbarem Arterienverschluss auf 20 s verlängern: z. B. Subclavian-steal-Syndrom).

Serie beenden.

Aufnahmen

1. Serie: Aortenbogenübersicht (30–45° LAO, evtl. 10–20° kraniokaudale Röhrenkippung für Gefäßabgang).

2. Serie: Hals LAO, Kopf nach links gewendet (evtl. mit elektronischer Vergrößerung).

3. Serie: Hals RAO, Kopf nach rechts gewendet (evtl. mit elektronischer Vergrößerung).

4. Serie: Hals a.-p., Röhre 30–40° kraniokaudal geneigt (evtl. mit elektronischer Vergrößerung; zervikokranieller Gefäßübergang).

evtl. 5. Serie: kranielle Serie z. B. in Town-Projektion.

Nachsorge

Kontrolle auf KM-Reaktion.

Druckverband.

Halsgefäß-DSA
(zentralvenöse Injektion)

Vorbereitung
Nahrungskarenz von mindestens 3 h.
Kreatinin, bei transfemoralem Zugang: Gerinnung (z. B. Quick-Wert).
Röntgenthorax.
Schmuck (Halskette, Ohrringe usw.), Brille, herausnehmbaren Zahnersatz ablegen lassen.

Material
DSA-Tisch zentral-venös (steril),
Gefäß mit NaCl und Heparin (ca. 200 IU/100 ml),
1 oder 2 große Spritzen (20 oder 30 ml) für NaCl,
1 × 20- oder 30-ml-Spritze (Luer-Lock) für KM,
1 × 5-ml-Spritze mit 21er-Nadel für Lokalanästhesie,
Punktionskanüle (z. B. Vasofix Braunüle 18 G),
Skalpell,
Zweiwegehahn (Hochdruck),
Kompressen (z. B. 10 kleine = 5 × 5 cm, 10 große = 10 × 10 cm),
sterile Abdecktücher, Handschuhe,
Hautdesinfektionsmittel,
Lokalanästhetikum,
Kontrastmittel (nichtionisch, ca. 300 mg Jod/ml, z. B. Xenetix®),
(Einmal)Rasierer bei transfemoralem Zugang.

Katheter
5-F-Pigtail-Katheter, Länge 65 cm oder 90 cm (bei linker Armvenenpunktion).
J-Guide (0,89 mm = 0,035 inch, 125 – 145 cm Länge), evtl. hydrophil beschichtet, bei
Zugang über V. cephalica (Radiofocus guidewire Terumo).

Technik

Lagerung/Vorbereitung
Rückenlage, Unterschenkel unterpolstern.

Technische Vorbereitungen
Injektionsspritze füllen, entlüften.

Punktion
Seldinger Technik:
- V. cubitalis (medial in der Ellenbeuge): evtl. nach Lokalanästhesie und Hautinzision
  mit Verweilkanüle punktieren. Mandrin aus Punktionskanüle entfernen.
  Guide bis zur V. cava superior einführen (evtl. unter Abduktion und Elevation des
  Armes). Kanüle entfernen und Katheter über Guide einführen. Katheterspitze in
  distaler V. cava superior platzieren.

- V. femoralis: Lokalanästhesie und Hautinzision ca. 1 cm medial des A. femoralis-Pulses.
  V. femoralis unter Valsalva-Pressversuch punktieren. Mandrin aus Punktionskanüle entfernen.
  Spritze aufsetzen, Unterdruck erzeugen.
  Blutaspiration zeigt richtige Lage (wenn nicht, Kanüle bei Unterdruck langsam zurückziehen).
  Guide über Verweilkanüle einbringen. Kanüle entfernen. Katheter über Guide einführen und mit Spitze in distaler V. cava inferior kurz vor dem Vorhof platzieren.
  Guide entfernen.

Probeaspiration von Blut, Injektion von NaCl (Widerstand?), KM-Probeinjektion zur Lagekontrolle, Injektoranschluss.

Injektionsparameter:

Etwa 30–50 ml nichtionisches KM (ca. 350–370 mg Jod/ml, z. B. Xenetix®).
Geschwindigkeit: 15–20 ml/s.
Delay (wenn nötig): s. unten.
Injektoreinstellung: Spritze vor Strahlung.

Aufnahmebedingungen

Mindestens 2 Bilder/s (meist 3 Bilder/s).
Nach Atemkommando Injektion des KM bei Atemstillstand in Exspiration.
Anfertigung der Masken (1. Serie: gleichzeitig oder Delay = 1 s, 2.–4. Serie abhängig von 1. Serie).
Venöse Phase abwarten (Dauer der Serie abhängig vom Herzzeitvolumen und damit variabel; z. B. ca. 8–12 s, bei sichtbarem Arterienverschluss auf 20 s verlängern: z. B. Subclavian-steal-Syndrom), Serie beenden.

Aufnahmen

1. Serie: Aortenbogenübersicht (30–45° LAO, evtl. 10–20° kraniokaudale Röhrenkippung für Gefäßabgang).

2. Serie: Hals LAO, Kopf nach links gewendet (evtl. mit elektronischer Vergrößerung).

3. Serie: Hals RAO, Kopf nach rechts gewendet (evtl. mit elektronischer Vergrößerung).

4. Serie: Hals a.-p., Röhre 30–40° kraniokaudal geneigt (evtl. mit elektronischer Vergrößerung). Zervikokranieller Gefäßübergang.

Nachsorge

Kontrolle auf KM-Reaktion.
- bei transfemoralem Zugang:
  Femorale Punktionsstelle ca. 5–10 min abdrücken, Punktionsstelle mit Druckverband versorgen.
  Nach ca. 30 min Kontrolle der Punktionsstelle vor Entlassung.
- bei transcubitalem Zugang:
  Punktionsstelle ca. 5 min abdrücken, mit Druckverband versorgen.

Halsgefäß-DSA
(intraarterielle Injektion)

Vorbereitung
Nahrungskarenz von 3 h.
Gerinnung (z. B. Quick-Wert, PTT, Thrombos), Kreatinin, Hämatokrit.
Röntgenthorax in 2 Ebenen.
Schmuck (Halskette, Ohrringe usw.), Brille, herausnehmbaren Zahnersatz ablegen lassen.

Material
DSA-Tisch (steril),
Gefäß mit NaCl und Heparin (ca. 200 IU/100 ml),
2 große Spritzen (20 oder 30 ml),
1 × 20-ml-Spritze (Luer-Lock) für KM,
1 × 10-ml-Spritze mit 21er-Nadel für Lokalanästhesie,
Verweilkanüle (16 G) zur Punktion,
Skalpell,
Zweiwegehahn (Hochdruck),
Kompressen (z. B. 10 kleine = 5 × 5 cm, 10 große = 10 × 10 cm),
sterile Abdecktücher, Handschuhe,
Hautdesinfektionsmittel,
Lokalanästhetikum, Einmalrasierer.

Kontrastmittel (nichtionisch, ca. 300 – 350 mg Jod/ml, z. B. Xenetix®).

Katheter
5-F-Pigtail-Katheter, Länge 100 – 110 cm.
J-Guide (0,89 mm = 0,035 inch, 150 cm Länge).

Technik

Lagerung/Vorbereitung
Rückenlage.
Ausrasieren der Leisten, Hautdesinfektion.
Abdecken mit sterilen Tüchern.

Technische Vorbereitungen
Injektionsspritze füllen, entlüften.

Punktion
Seldinger Technik:
A. femoralis (nach Lokalanästhesie und Hautinzision) punktieren (pulsierender Blutstrahl).

Einführen des J-Guides durch Kanüle.
Punktionskanüle entfernen.
Katheter über Guide einführen und vorschieben.
Guide entfernen.
Katheter im Anfangsteil der Aorta ascendens (ca. 2 cm distal der Klappe) platzieren.
Probeaspiration von Blut, Injektion von NaCl (kein Widerstand), Probeinjektion von KM zur Lagekontrolle.
Anschluss an Injektor.

Injektionsparameter
30–40 ml nichtionisches KM (ca. 300–350 mg Jod/ml, z.B. Xenetix®),
Geschwindigkeit: 10–15 ml/s,
Injektoreinstellung: Strahlung vor Spritze.

Aufnahmebedingungen
4 Bilder/s.
Injektion nach Beendigung der Masken.
Exspiratorischer Atemstillstand.

Aufnahmen
1. Serie: Aortenbogenübersicht (30–45° LAO). Tipp: Katheter unter DL aufdrehen!

2. Serie: Rückenlage, Hals LAO (evtl. Vergrößerungstechnik), Kopf nach links gewendet (ca. 30–45° LAO).

3. Serie: Rückenlage, Hals RAO (evtl. Vergrößerungstechnik), Kopf nach rechts gewendet (ca. 30–45° RAO).

4. Serie (fakultativ): Rückenlage, Hals a.-p. (evtl. Vergrößerungstechnik), Röhre 30° kraniokaudal geneigt.

Nachsorge
Kontrolle auf KM-Reaktion.
Ca. 10 min Abdrücken der Punktionsstelle.
Druckverband.
Bettruhe (12–24 h).

DSA der A. carotis communis/interna

Vorbereitung

Nahrungskarenz von mindestens 3 h.
Gerinnung (z. B. Quick-Wert, PTT, Thrombos), Hämatokrit, Kreatinin.
Neurologische Untersuchung, Schädel-CT, Röntgenthorax.
Schmuck (Halskette, Ohrringe usw.), Brille, Hörgerät, herausnehmbaren Zahnersatz
ablegen lassen.

Material

DSA Tisch (steril),
Gefäß mit NaCl und Heparin (ca. 200 IU/100 ml),
$1 \times$ 10 ml-Spritze (Luer für NaCl)
$1 \times$ 10 ml-Spritze (Luer-Lock) für KM,
$1 \times$ 10-ml-Spritze mit 21er-Nadel für Lokalanästhesie,
Punktionsnadel 19 G (für 0.89 mm Draht, z. B. einteilige Punktionsnadel Cordis,
Abbocath-Verweilkanüle oder Seldinger-Einmalnadel),
Skalpell,
Zweiwegehahn,
Kompressen (z. B. 10 kleine = 5×5 cm, 10 große = 10×10 cm),
sterile Abdecktücher, Handschuhe,
Hautdesinfektionsmittel,
Lokalanästhetikum,
Kontrastmittel (nichtionisch, ca. 300 mg Jod/ml, z. B. Xenetix®),
(Einmal)Rasierer,
18er-Verweilkanüle für peripheren Zugang,
1 Vollelektrolytlösung inkl. Besteck,
EKG-Gerät,
Blutdruckmanschette (z B. Critikon-Messgerät),
evtl.
1 NaCl-Infusion (250 ml mit 600 IU Heparin) mit Infusomatbesteck (steril),
Infusomat.

Katheter

5-F-Headhunter-Katheter I oder Multipurpose-Katheter, 100 cm lang,
(evtl. 5 F Sidewinder I oder II, 100 cm lang).
J-Guide (0,89 mm = 0,0035 inch, 150 cm Länge).

Technik

Lagerung/Vorbereitung
Rückenlage (Kopfschale).
EKG und Blutdruckmessgerät anlegen, peripheren Zugang legen (Infusion).
Ausrasieren der Leisten, Hautdesinfektion, abdecken mit sterilen Tüchern.

Punktion
Seldinger Technik:
A. femoralis (nach Lokalanästhesie und Hautinzision) punktieren.
Einführen des J-Guides.
Punktionskanüle entfernen.
Katheter über Guide einführen und vorschieben.
Guide entfernen.
Katheter im Aortenbogen drehen und Spitze in der A. carotis communis platzieren.
Durch Probeinjektion Kontrolle der A. carotis communis bzw. der Karotisgabel (Stenosen, Plaques?)

Injektionsparameter
Etwa 4 ml nichtionisches KM (ca. 300 mg Jod/ml, z. B. Xenetix®), Verdünnung 1:1 mit
NaCl 0,9% = ca. 150 mg Jod/ml (= 8 ml Injektionsvolumen),
Handinjektion.

DSA-Bedingungen 3 Bilder/s,
Injektion direkt nach Anfertigung der Masken.

Aufnahmebedingungen
Rückenlage, Atemstillstand.

Aufnahmen
1. Aufnahmeserie: Patient ca. 15–35° ipsilateral angehoben. Bifurkation.

2. Aufnahmeserie: seitlicher Strahlengang (ggf. Vergrößerung). Bifurkation. evtl. schräge
   Projektionen (bei Bedarf).

3. Aufnahmeserie: p.-a.-Strahlengang (ggf. Vergrößerung). Syphon und intrakranieller
   Anteil (schräge Sichten zusätzlich bei Bedarf).

4. Aufnahmeserie: seitlicher Strahlengang (ggf. Vergrößerung). Syphon und intrakranieller Anteil (schräge Sichten zusätzlich bei Bedarf).

Varianten

Untersuchungstechnische Variante
Legen einer Schleuse.

Material
Schleuse (5-French),
kurzer J-Guide (0,89 mm, meist Bestandteil des Sets).

Technik

Nach Punktion der A. femoralis kurzen J-Guide einführen. Punktionsbesteck (Dilatator in Schleuse) über J-Guide einführen.
J-Guide mit Dilatator entfernen.
Schleuse spülen.
Katheter (ggf. mit eingeführtem Guide) in Schleuse einführen.

Nachsorge

Kontrolle auf KM-Reaktion.
Ca. 10 min Abdrücken der Punktionsstelle, Druckverband.
Mindestens 12–24 h Bettruhe.

Tipps und Tricks

Katheter während der Injektionspausen an NaCl-Heparin-Infusion anschließen oder manuell mit NaCl-Heparin-Lösung spülen. Verhindert ein Verstopfen des Katheters und Koagelbildung.
Evtl. Adalat-Kapseln bereithalten.

DSA der A. vertebralis
(meist zusammen mit Carotis-DSA)

Vorbereitung
Nahrungskarenz von mindestens 3 h.
Gerinnung (z. B. Quick-Wert, PTT, Thrombos), Hämatokrit, Kreatinin
Neurologische Untersuchung.
Schädel-CT, Röntgenthorax.
Schmuck (Halskette, Ohrringe usw.), Brille, Hörgerät, herausnehmbaren Zahnersatz
ablegen lassen.

Material
DSA Tisch (steril),
Gefäß mit NaCl und Heparin (ca. 200 IU/100 ml),
1× 10-ml-Spritze (Luer für NaCl),
1× 10-ml-Spritze (Luer-Lock) für KM,
1× 10-ml-Spritze mit 21er-Nadel für Lokalanästhesie,
Verweilkanüle (16 G) oder großlumige 19 G (für 0.89 mm Draht),
Skalpell,
Zweiwegehahn,
Kompressen (z. B. 10 kleine = 5×5 cm, 10 große = 10×10 cm),
sterile Abdecktücher, Handschuhe,
Hautdesinfektionsmittel,
Lokalanästhetikum,
Kontrastmittel (nichtionisch, ca. 300 mg Jod/ml, z. B. Xenetix®),
(Einmal)Rasierer,
18er-Verweilkanüle für peripheren Zugang,
1 Vollelektrolytlösung inkl. Besteck,
EKG-Gerät,
Blutdruckmanschette (z. B. Critikon-Messgerät),
evtl.
1 NaCl-Infusion (250 ml mit 600 IU Heparin) mit Infusomatbesteck (steril),
Infusomat.

Katheter
5-F-Headhunter-Katheter I oder Multipurpose-Katheter (v. a. für rechte A. vertebralis),
5-F-Sidewinder II oder Multipurpose-Katheter (v. a. für linke A. vertebralis), 100 cm lang,
J-Guide (0,89 mm = 0,035 inch, 150 cm Länge).

Technik

Lagerung/Vorbereitung
Rückenlage (Kopfschale).
Ausrasieren der Leisten, Hautdesinfektion, abdecken mit sterilen Tüchern.

Punktion
Seldinger Technik:
A. femoralis (nach Lokalanästhesie und Hautinzision) punktieren.
Einführen des J-Guides.
Punktionskanüle entfernen.
Katheter über Guide einführen und vorschieben.
Guide entfernen.
Katheter im Aortenbogen drehen und Spitze in der A. subclavia platzieren.
Durch Probeinjektion Kontrolle des Abgangs der A. vertebralis (Stenose, Plaques-Prädilektionsstelle!).
Platzieren der Spitze im Anfangsteil der A. vertebralis (evtl. Guide mit weicher Spitze verwenden oder semiselektiv je nach Gefäßzustand und Fragestellung Kateterspitze unmittelbar vor dem Vertebralisabgang).

Injektionsparameter
Etwa 3 ml nichtionisches KM (ca. 300 mg Jod/ml, z. B. Xenetix®), Verdünnung 1:1 mit NaCI 0,9% = ca. 150 mg Jod/ml (= 6 ml Injektionsvolumen).
Handinjektion.

DSA-Bedingungen 2–3 Bilder/s.
Injektion direkt nach Anfertigung der Masken.

Aufnahmebedingungen
Rückenlage, Atemstillstand.

Aufnahmen
1. Aufnahmeserie: p.-a.-Strahlengang, ca. 30° kraniokaudal (Town-Projektion, ggf. Vergrößerungstechnik).

2. Aufnahmeserie: seitlicher Strahlengang (ggf. Vergrößerungstechnik).

Varianten

Untersuchungstechnische Variante
Legen einer Schleuse.

Material
Schleuse (6-French),
kurzer J-Guide (0,89 mm, meist Bestandteil des Sets).

Technik

Nach Punktion des A. femoralis kurzen J-Guide einführen. Punktionsbesteck (Dilatator in Schleuse) über J-Guide einführen.
J-Guide mit Dilatator entfernen.
Schleuse spülen.
Katheter (ggf. mit eingelegtem Guide) in Schleuse einführen.

Nachsorge

Kontrolle auf KM-Reaktion.
Ca. 10 min Abdrücken der Punktionsstelle, Druckverband.
Mindestens 12–24 h Bettruhe.

Pulmonalis-DSA
(zentralvenöse Injektion)

Vorbereitung
Nahrungskarenz von mindestens 3 h.
Kreatinin, bei transfemoralem Zugang: Gerinnung (z. B. Quick-Wert).
Röntgenthorax.
Oberkörper entkleiden, Schmuck (Halskette usw.), BH ablegen lassen.

Material
DSA-Tisch zentral-venös (steril),

Gefäß mit NaCl und Heparin (ca. 200 IU/100 ml),
1 oder 2 große Spritzen (20 oder 30 ml) für NaCl,
1 × 20- oder 30-ml-Spritze (Luer-Lock) für KM,
1 × 5-ml-Spritze mit 21er-Nadel für Lokalanästhesie,
Verweilkanüle (16 G),
Skalpell,
Zweiwegehahn (Hochdruck),
Kompressen (z. B. 10 kleine = 5 × 5 cm, 10 große = 10 × 10 cm),
sterile Abdecktücher, Handschuhe,
Hautdesinfektionsmittel,
Lokalanästhetikum,
Kontrastmittel (nichtionisch, ca. 300 mg Jod/ml, z. B. Xenetix®),
(Einmal)Rasierer bei transfemoralem Zugang.

Katheter
5-F-Pigtail-Katheter, Länge 65 cm (oder auch gerader Katheter mit Seitlöchern, 5 French, Länge 65 cm) oder 90 cm (bei linker Armvenenpunktion).
J-Guide (0,89 mm = 0,035 inch, cm 150 bei Armpunktion, 125 cm Länge bei Leistenpunktion), evtl. hydrophil beschichtet, bei Zugang über V. cephalica (Radiofocus guidewire Terumo).

Technik

Lagerung/Vorbereitung
Leistenrasur bei Femoralpunktion.
Arm auf Armausleger fixieren bei Armpunktion, Stauschlauch bereitlegen.
Linke A. pulmonalis:
Patienten rechts um ca. 30° anheben, mit Schaumstoffkeil unterpolstern.
Rechte A. pulmonalis:
a.-p.-Strahlengang, unter DL Lunge einstellen.

Technische Vorbereitungen

Injektionsspritze füllen, entlüften.

Ausgleichskörper (wenn nötig) anbringen bzw. bereitstellen (z. B. Schlüssellochblende, Lungenformatblende).

EKG-Triggerung (wenn vorhanden) anschließen.

Punktion

Seldinger Technik:

- V. cubitalis (medial in der Ellenbeuge): nach Lokalanästhesie und Hautinzision mit Verweilkanüle punktieren. Mandrin aus Punktionskanüle entfernen.
  Guide bis zur V. cava superior einführen (evtl. unter Abduktion und Elevation des Armes). Kanüle entfernen und Katheter über Guide einführen. Katheterspitze in distaler V. cava superior platzieren.
- V. femoralis: Lokalanästhesie und Hautinzision ca. 1 cm medial des A. femoralis-Pulses.
  V. femoralis unter Valsalva-Pressversuch punktieren. Mandrin aus Punktionskanüle entfernen.
  Spritze aufsetzen, Unterdruck erzeugen.
  Blutaspiration zeigt richtige Lage (wenn nicht, Kanüle bei Unterdruck langsam zurückziehen).
  Guide über Verweilkanüle einbringen. Kanüle entfernen. Katheter über Guide einführen und mit Spitze in distaler V. cava inferior kurz vor dem Vorhof platzieren.
  Guide entfernen.

Probeaspiration von Blut, Injektion von NaCl (Widerstand?) KM-Probeinjektion zur Lagekontrolle, Injektoranschluss.

Injektionsparameter:

Etwa 30–50 ml nichtionisches KM (ca. 350–370 mg Jod/ml, z. B. Xenetix®).

Geschwindigkeit: 15–20 ml/s.

Delay (wenn nötig) einstellen: ca. 1 s.

Injektoreinstellung: Strahlung vor Spritze.

Aufnahmebedingungen

Unter DL einblenden bzw. Ausgleichskörper justieren. 3–4 Bilder/s.

Nach Atemkommando Anfertigung der Masken bei Atemstillstand in Inspiration.

Injektion des KM während der letzten Masken (Delay von 1 s, s. oben).

Venöse Phase abwarten.

Serie (nach ca. 8–12 s) beenden.

Nachsorge

Kontrolle auf KM-Reaktion.

- Bei transfemoralem Zugang:
  Femorale Punktionsstelle ca. 5–10 min abdrücken, Punktionsstelle mit Druckverband versorgen.
  Nach ca. 30 min Kontrolle der Punktionsstelle vor Entlassung.
- Bei transcubitalem Zugang:
  Punktionsstelle ca. 5 min abdrücken, mit Druckverband versorgen.

Variante

Katheterplazierung im Vorhof.

Aortographie (lumbal)
(DSA, peripher-venöse Injektion)

Vorbereitung
Nahrungskarenz von 3 h.
Kreatinin.
Röntgenthorax in 2 Ebenen.
Bis auf Unterwäsche entkleiden lassen.
Störenden Schmuck ablegen lassen.

Material
DSA-Tisch (peripher-venös),
1 × große Spritze (20 oder 30 ml) mit NaCl,
(evtl. 1 × 2-ml-Spritze mit (z.B. brauner) Nadel mit Lokalanästhetikum),
Tupfer, Hautdesinfektionsmittel, Staubinde, Pflaster.

Katheter
Verweil- bzw. Flügelkanüle (14 G, 16 G).
Einwegehahn (hochdruckstabil).
Hochdruckverbindungsschlauch.

Technik

Lagerung/Vorbereitung
Rückenlage. Arm auf Armausleger legen lassen.

Technische Vorbereitungen
Injektionsspritze füllen.

Punktion
V. cubitalis (nach Lokalanästhesie) mit Verweil- oder Flügel-Kanüle punktieren.
Verbindungsschlauch anschließen (auf Luftleere achten).
Manuelle Probeinjektion mit Kochsalz bei hohem Flow.
Anschluss an Injektor (mit befestigtem Verbindungsschlauch und Einwegehochdruck-
hahn).
Eventuell Arm über Kopf nehmen lassen (elevieren und abduzieren, gestreckte Ein-
flussbahn).

Injektionsparameter
Etwa 50–60 ml nichtionisches KM (ca. 350–370 mg Jod/ml, z.B. Xenetix®).
Geschwindigkeit: ca. 14–16 ml/s bei 16-G-Kanüle,
                   ca. 18–20 ml/s bei 14-G-Kanüle.
Delay (wenn nötig) ca. 2–3 s.
Injektoreinstellung: Spritze vor Strahlung.

Aufnahmebedingungen
Mindestens 2 Bilder/s.
Nach Atemkommando Injektion des KM bei Atemstillstand in Atemmittelstellung.

Aufnahmen
Rückenlage, Bildoberrand ca. Th 9–10.

Nachsorge
Kontrolle auf KM-Reaktion.
Druckverband.

Varianten

Untersuchungstechnische Variante
Thorakale Aortographie (entweder im Anschluss an eine Aortenbogen-Angiographie oder bei entsprechender Fragestellung).

Material, Injektionsparameter, Aufnahmebedingungen s. oben: lumbale Aortographie.

Aufnahmen: Rückenlage, Bildoberrand: Jugulum.

Aortographie (lumbal)
(DSA, intraarterielle Injektion)

Vorbereitung
Nahrungskarenz von 3 h.
Gerinnung (z. B. Quick-Wert, PTT, Thrombos), Kreatinin, Hämatokrit.
Röntgenthorax in 2 Ebenen.
Bis auf Unterwäsche entkleiden lassen.
Störenden Schmuck ablegen lassen.

Material
DSA-Tisch (steril),
Gefäß mit NaCl und Heparin (ca. 200 IU/100 ml),
2 große Spritzen (20 oder 30 ml),
1 × 20-ml-Spritze (Luer-Lock) für KM,
1 × 10-ml-Spritze mit 21er-Nadel für Lokalanästhesie,
Punktionsnadel (z. B. einteilige Nadel 19 G, Cordis),
Skalpell,
Zweiwegehahn (Hochdruck),
Kompressen (z. B. 10 kleine = 5 × 5 cm, 10 große = 10 × 10 cm),
sterile Abdecktücher, Handschuhe,
Hautdesinfektionsmittel,
Lokalanästhetikum,
Einmalrasierer.

Kontrastmittel (nichtionisch, ca. 300 – 330 mg Jod/ml, z. B. Xenetix®).

Katheter
4-F-Pigtail-Katheter, Länge 65 cm.
J-Guide (0,89 mm = 0,035 inch, 125 – 150 cm Länge).

Technik

Lagerung/Vorbereitung
Rückenlage.
Ausrasieren der Leisten, Hautdesinfektion, abdecken mit sterilen Tüchern.

Technische Vorbereitungen
Injektionsspritze füllen.

Punktion
Oberflächliche und tiefe Lokalanästhesie in der Leiste. Hautinzision direkt ventral des
A. femoralis-Pulses. Punktionskanüle durch Hautinzision einführen (direkt ventral
der Arterie spürt man die Pulsation verstärkt!). Arterie zügig punktieren.
Mandrin entfernen (Pulsierender Blutstrahl zeigt richtige Lage an. Liegt die Nadel
neben der Arterie, wird sie pulssynchron seitlich ausgelenkt!).

Guide durch Punktionsnadel (Seldinger Technik) in Gefäß einführen, vorschieben.
Punktionskanüle über den liegenden Guide entfernen. Katheter über den Guide in das Gefäß einführen.
Katheter plazieren (Spitze ca. Th 10 – 11).
Guide entfernen.
Probeaspiration von Blut, Injektion von NaCl (freier Abstrom), Probeinjektion von KM zur Lagekontrolle.
Anschluss an Injektor.

Injektionsparameter
20 – 30 ml nichtionisches KM (ca. 350 mg Jod/ml, z. B. Xenetix®).
Geschwindigkeit: 12 – 15 ml/s.
Injektoreinstellung: Strahlung vor Spritze.

Aufnahmebedingungen
4 Bilder/s.
Injektion nach Beendigung der Masken.
Exspiratorischer Atemstillstand.

Aufnahmen
Rückenlage.
Bildoberrand ca. 1 cm kranial der Katheterspitze.

Nachsorge
Kontrolle auf KM-Reaktion,
Ca. 10 min Abdrücken der Punktionsstelle.
Druckverband.
Bettruhe (12 – 24 h).

Varianten

Untersuchungstechnische Variante

Thorakale Aortographie (entweder im Anschluss an eine Aortenbogen-Angiographie oder bei entsprechender Fragestellung).

Material
DSA-Tisch (steril) s. oben: lumbale Aortographie.

Katheter
4-F-Pigtail-Katheter, Länge 100 – 110 cm.
J-Guide (0,89 mm = 0,035 inch, 150 cm Länge).

Punktion
Seldinger-Technik (wie oben),
Katheterspitze im Anfangsbereich der Aorta descendens.

Injektionsparameter: siehe oben.

Aufnahmebedingungen: siehe oben.

Aufnahmen: Rückenlage, Bildoberrand ca. 1 cm kranial der Katheterspitze.

Zöliakographie und Mesenterikographie

(mit indirekter Spleno-Portographie) unter DSA-Bedingungen

Vorbereitung

Nahrungskarenz von mindestens 3 h.
Gerinnung (z.B. Quick-Wert über 50%, PTT, Thrombos), evtl. Kreatinin.

Material

DSA Tisch (steril),
Gefäß mit NaCl und Heparin (ca. 200 IU/100 ml),
2 große Spritzen (20 oder 30 ml) für NaCl,
1 große Spritze (Luer-Lock, 50 ml) für KM,
10-ml-Spritze mit 21er-Nadel für Lokalanästhesie,
1-ml-Spritze für Buscopan (= 20 mg oder Glucagon) *bei Zoeliakographie* (Reduktion der Darmbewegungen),
(evtl. Gabe von Vasodilatantien),
Punktionsnadel (z.B. einteilige Punktionsnadel 18 G von Cordis),
Skalpell,
Zweiwegehahn (Hochdruck),
Tupfer (z.B. 10 kleine, 10 große),
Abdecktücher, Handschuhe.
Kompressorium,
Hautdesinfektionsmittel,
Lokalanästhetikum,
Kontrastmittel (nichtionisch, mehr als 300 mg Jod/ml, z.B. Xenetix®),
(Einmal)Rasierer.

Katheter

Sidewinder-Katheter (oder Cobra-Katheter) und Pigail-Katheter 5 French, Länge 100 cm.
J-Guide (0,89 mm = 0,035 inch, 150 cm Länge).

Lagerung/Vorbereitung

Rückenlage.
Ausrasieren der Leisten, Hautdesinfektion,
Abdecken mit sterilen Tüchern.

Technische Vorbereitungen

Injektionsspritze füllen, entlüften.

Punktion

Seldinger Technik:
A. femoralis (nach Lokalanästhesie und Hautinzision) punktieren (pulsierender Blutstrahl).
Einführen des J-Guides.

Punktionskanüle entfernen.
Katheter über Guide einführen und vorschieben.
Guide entfernen.
(Bei Verwendung eines Sidewinders den Katheter im Aortenbogen entfalten lassen und herunterziehen.)

Zöliakographie:
Katheter in Höhe des Abgangs des Truncus coeliacus bei Th12 ventral einrasten lassen.

Mesenterikographie:
Katheter herunterziehen und etwas unterhalb Höhe Th12 nach ventral drehen, herunterziehen und in Höhe des Abgangs der A. mesenterica superior (etwa L 1) einrasten lassen.

Aspiration von Blut, Injektion von NaCl (kein Widerstand).
Lagekontrolle durch manuelle KM-Probeinjektion, Anschluss an Injektor.

Injektionsparameter
Zoeliakographie:
20 (– 30) ml Kontrastmittel (ca. 300 mg Jod/ml, z. B. Xenetix®).
Injektionsgeschwindigkeit: 8 – 9 ml/s.

Mesenterikographie.
20 (– 30) ml Kontrastmittel (ca. 300 mg Jod/ml, z. B. Xenetix®).
Injektionsgeschwindigkeit: 6 – 8 ml/s.

Delay (wenn nötig) einstellen: 2 s.
Injektoreinstellung: Strahlung vor Spritze.

Aufnahmebedingungen
2 Bilder/s.
Anfertigung der Masken in exspiratorischem Atemstillstand. Injektionsstart direkt nach Maskenerstellung (~ Delay von 2 s).
Venöse Phase abwarten.

Aufnahmen
Rückenlage.
Gesamtes Abdomen (je nach Fragestellung).

Nachsorge
Kontrolle auf KM-Reaktion.
Ca. 10 min Abdrücken der Injektionsstelle, Druckverband.
Mindestens 24 h Bettruhe.

Variante

Untersuchungstechnische Variante
Handinjektion des KM.

Tipps und Tricks

1. Bleibt die Katheterspitze beim Herausziehen hängen, J-Guide wieder einführen und Spitze begradigen.
2. Katheter nur nach einer Richtung, z. B. im Uhrzeigersinn, drehen, dadurch Kontrolle, ob Spitze hinten oder vorne liegt!
3. Bei kurzem Truncus und unvollständiger Darstellung der drei Hauptäste können diese durch Erhöhung des Flows nach tiefem Platzieren der Katheterspitze in einem Hauptgefäß durch Rückstau des KM dargestellt werden.
4. Bei Sidewindergebrauch Spitze des Katheters unter Cranial- und Lateralverschiebung aus dem Truncuslumen unter DL herausschieben.
5. Bei schwierigem Wenden des Sidewinders: Spitze des Katheters evtl. mit Hilfe eines Guides in einem Halsgefäßabgang platzieren. Katheter um 4–5 cm weiter vorschieben bis Sidewinder-Konfiguration im Aortenbogen entsteht. Unter Drehung vorsichtig weitervorschieben, bis Katheterspitze in den Aortenbogen zurückfällt. Katheterspitze beim abschließenden Zurückziehen in den Abgangsbereich der A. mesenterica nicht nach cranial ausrichten, um nicht wieder in einen Halsgefäßabgang zu geraten.
6. Bei portaler Hypertension evtl. Fluss und Volumen um 20–30 % erhöhen.

Nierenangiographie
(Übersicht und selektiv unter DSA-Bedingungen)

Vorbereitung
Nahrungskarenz von mindestens 3 h.
Gerinnung (z. B. Quick-Wert über 50 %, PTT, Thrombos), evtl. Kreatinin,
evtl. intravenöses Urogramm.

Material
DSA Tisch (steril).
Gefäß mit NaCl und Heparin (ca. 200 IU/100 ml),
2 große Spritzen (20 oder 30 ml) für NaCl,
1 große Spritze (Luer-Lock, 50 ml) für KM,
10-ml-Spritze mit 2er (grün) Nadel für Lokalanästhesie,
1-ml-Spritze für Buscopan (= 20 mg oder Glucagon, Reduktion der Darmbewegungen)
Punktionsnadel 19 G (für 0,89 mm Draht, z. B. einteilige Punktionsnadel Cordis oder
Abbocath-Verweilkanüle),
Skalpell,
Zweiwegehahn (Hochdruck),
Tupfer (z. B. 10 kleine, 10 große),
Abdecktücher, Handschuhe,
Kompressorium,
Hautdesinfektionsmittel,
Lokalanästhetikum,
Kontrastmittel (nichtionisch, mehr als 300 mg Jod/ml, z. B. Xenetix®),
(Einmal)Rasierer.

Katheter
Selektiv-Katheter: Sidewinder-Katheter (oder Cobra-Katheter, Renalis-Katheter) und
Übersichtskatheter: Pigail-Katheter 5 French, Länge 100 cm.
J-Guide (0,89 mm Durchmesser, 145–150 cm Länge).

Lagerung (Vorbereitung)
Rückenlage.
Ausrasieren der Leisten, Hautdesinfektion.
Abdecken mit sterilen Tüchern.

Technische Vorbereitungen
Injektionsspritze füllen, entlüften.

Punktion

Seldinger Technik:

A. femoralis (nach Lokalanästhesie und Hautinzision) punktieren (pulsierender Blutstrahl).

Einführen des J-Guides.

Punktionskanüle entfernen.

Katheter über Guide einführen und vorschieben.

Guide entfernen.

(Bei Verwendung eines Sidewinders den Katheter im Aortenbogen entfalten lassen und herunterziehen.)

Katheter in Höhe des Nierenarterienabgangs bei L1–2 lateral einrasten lassen.

Probeaspiration von Blut, Injektion von NaCl (kein Widerstand).

Lagekontrolle durch manuelle KM-Probeinjektion.

Anschluss an Injektor.

Injektionsparameter

15–20 ml Kontrastmittel (ca. 300 mg Jod/ml, z. B. Xenetix®).

Injektionsgeschwindigkeit: 8–10 ml/s.

Delay (wenn nötig) einstellen: 2 s.

Injektoreinstellung: Strahlung vor Spritze.

Aufnahmebedingungen

2 Bilder/s.

Anfertigung der Masken in flacher Exspiration. Injektionsstart direkt nach Maskenerstellung (~ Delay von 2 s).

Venöse Phase abwarten.

Untersuchung beenden.

Aufnahmen

Rückenlage.

Bildoberrand siehe unten.

1. Serie: a.p.

2. bzw. 3. Serie (fakultativ):
- Beurteilung des Abgangs der linken Nierenarterie: linke Seite um 15°–30° anheben
- Beurteilung des Abgangs der rechten Nierenarterie: rechte Seite um 15°–30° anheben.

Nachsorge

Kontrolle auf KM-Reaktion,

Ca. 10 min Abdrücken der Injektionsstelle, Druckverband.

Mindestens 4 h Bettruhe.

Variante

Untersuchungstechnische Variante

Selektive Angiographie mit Pharmakoangiographie (Suprarenin oder Hypertensin 1 ml, 1:100 verdünnt).

Indikation: Tumorabklärung.

Tipps und Tricks

1. Leeraufnahme: Unter DL obere und untere Nierenbegrenzung auf der Haut markieren und auf ein oben und unten ca. 1 cm größeres Feld einblenden. Etwa eine Zeitstufe länger (als bei Übersichtsangiographie) belichten.
2. Das Entfernen der Haare nach der Rasur erfolgt mit breitem Pflaster (z. B. Leukosilk) besonders gründlich.
3. Bei Einführungsschwierigkeiten des Selektivkatheters in die Nierenarterie einmal in maximaler In- und Exspiration versuchen.
4. Bei schwierigem Wenden des Sidewinders: Spitze des Katheters evtl. mit Hilfe eines Guides vorsichtig in einem Halsgefäßabgang plazieren. Katheter um 4–5 cm weitervorschieben bis Sidewinder-Konfiguration im Aortenbogen entsteht. Unter Drehung vorsichtig weitervorschieben, bis Katheterspitze in den Aortenbogen zurückfällt. Katheterspitze beim abschließenden Zurückziehen in den Abgangsbereich der Nierenarterie nicht nach Cranial ausrichten, um nicht wieder in einen Halsgefäßabgang zu geraten.
5. Bleibt die Katheterspitze beim Herausziehen hängen, J-Guide wieder einführen und Spitze begradigen.
6. Katheter nur nach einer Richtung, z. B. im Uhrzeigersinn, drehen, dadurch Kontrolle, ob Spitze hinten oder vorne liegt!

Nierenarterien-DSA
(DSA, peripher-venöse Injektion)

Vorbereitung
Nahrungskarenz von 3 h.
evtl. intravenöses Urogramm.
Kreatinin.
Bis auf Unterwäsche entkleiden lassen.
Störenden Schmuck ablegen lassen.

Material
DSA-Tisch (peripher-venös).
1× große Spritze (20 oder 30 ml) mit NaCl,
1× 2-ml-Spritze mit (z. B. brauner = 26er) Nadel mit Lokalanästhetikum,
Tupfer, Hautdesinfektionsmittel, Staubinde, Pflaster.

Katheter
Verweil- bzw. Flügelkanüle (14 G, 16 G).
Einwegehahn (hochdruckstabil).
Hochdruckverbindungsschlauch.

Technik

Lagerung/Vorbereitung
Rückenlage. Arm auf Armausleger legen lassen.
Anlage eines Kompressoriums.

Technische Vorbereitungen
Injektionsspritze füllen, entlüften.

Punktion
V. cubitalis (nach Lokalanästhesie) mit Verweil- oder Flügel-Kanüle punktieren.
Verbindungsschlauch anschließen (auf Luftleere achten).
Manuelle Probeinjektion mit NaCl bei hohem Flow.
Injektion von Buscopan (Glucagon).
Anschluss an Injektor (mit befestigtem Verbindungsschlauch und Einwegehochdruck-
hahn).
Eventuell Arm über Kopf nehmen lassen (elevieren und abduzieren, gestreckte Ein-
flussbahn).

Injektionsparameter

Etwa 50–60 ml nichtionisches KM (ca. 350–370 mg Jod/ml, z. B. Xenetix®).
Geschwindigkeit: ca. 14–16 ml/s bei 16-G-Kanüle,
                   ca. 18-20 ml/s bei 14-G-Kanüle.
Delay (wenn nötig): ca. 2–5 s
Injektoreinstellung: Spritze vor Strahlung.

Aufnahmebedingungen

Mindestens 2 Bilder/s.
Nach Atemkommando Injektion des KM bei Atemstillstand in Atemmittelstellung.

Aufnahmen

Rückenlage.
Bildoberrand ca. Th 9–10.
1. Serie: Nach Atemkommando Anfertigung der Masken bei Atemstillstand in Exspiration.
Start der Serie unmittelbar nach Injektionsende (ca. 3–5 s nach Injektionsbeginn).
Venöse Phase abwarten.
Serie beenden.

2. bzw. 3. Serie (fakultativ):
Beurteilung des Abgangs der linken Nierenarterie: linke Seite um 30° anheben.
Beurteilung des Abgangs der rechten Nierenarterie: rechte Seite um 30° anheben.

Nach Atemkommando Anfertigung der Masken bei Atemstillstand in Exspiration.
Injektion des KM (Delay abhängig von 1. Serie).
Venöse Phase abwarten.
Serie beenden.

Variante

Zentral-venöse Nieren-DSA (vergleiche Hals-DSA zentral-venös).

Nachsorge

Kontrolle auf KM-Reaktion.
Druckverband.

Handangiographie

Vorbereitung
Nahrungskarenz von 3 h.
Gerinnung (z.B. Quick-Wert, PTT, Thrombos).

Material
DSA-Tisch (i.a.-FNP, steril).
Gefäß mit NaCl und Heparin,
2 große Spritzen (20 ml oder 30 ml),
1 große KM-Spritze (Luer-Lock, 20–30 ml),
evtl. 2-ml-Spritze mit 18er-Nadel mit Lokalanästhetikum,
Zweiwegehahn (Hochdruckstabilität nicht erforderlich),
Tupfer,
steriles Lochtuch zum Abdecken,
Hautdesinfektionmittel, sterile Handschuhe.
Kontrastmittel (nichtionisch, ca. 300 mg Jod/ml, z.B. Xenetix®),

Katheter
Verweilkanüle 22 G,
Verlängerungsschlauch (Hochdruckstabilität nicht erforderlich).

Technik

Lagerung/Vorbereitung
Rückenlage, Patient liegt auf Liege neben DSA-Tisch, Arm abgewinkelt, supiniert, Hand fixiert.
oder
Patient vor dem invertierten Bildverstärker sitzend, Hand direkt auf dem Bildverstärker.
Hautdesinfektion.
Abdecken mit sterilem Lochtuch.

Punktion
Nach Lokalanästhesie Punktion der A. brachialis (medial-kranial der Ellenbeuge).
Anbringen des Verbindungsschlauchs.
Mit Pflaster fixieren.

Injektionsparameter
Injektionsvolumen ca. 8–10 ml.
Handinjektion.

Aufnahmebedingungen

3–4 Bilder/s.
Injektion kurz vor Ablauf der Masken (ca.1,5 s nach Strahlungsbeginn).

Aufnahmen

1. Serie: Unterarm supiniert.
Oberrand des Bildes: Kanüle gerade nicht mehr sichtbar. Venöse Phase abwarten.

2. Serie: Hand a.-p. (Abbildung bis Fingerkuppe). Venöse Phase abwarten.

Nachsorge

Kontrolle auf KM-Reaktion.
Ca. 10 min Abdrücken der Punktionsstelle, Druckverband.

Varianten

Untersuchungstechnische Varianten

Bei verminderter Perfusion Pharmako-Angiographie:
Prostavasin ($^1/_2$–1 Ampulle $\triangleq$ 10–20 µg) in 20-ml-NaCl verdünnen, über Punktionskanüle injizieren. Anschließend sofort:

3. Serie: Hand a.-p. (Abbildung bis Fingerkuppe). DSA: 2 Bilder/s.
Injektion kurz vor Ablauf der DSA-Maske. Venöse Phase abwarten.

Tipps und Tricks

1. Hand mit Pflaster auf Angiographie-Tisch fixieren:
    a) quer über 4 Fingerkuppen,
    b) über Daumen und Handgelenk.
2. Hand sollte normal temperiert sein, evtl. im Wasserbad erwärmen.

Periphere Becken-Bein-Angiographie
(DSA-Technik, stufenweise)

Vorbereitung
Nahrungskarenz von 3 h.
Gerinnung (z. B. Quick-Wert über 50 %, PTT, Thrombos), evtl. Kreatinin.
Gefäß-Doppleruntersuchung.

Material
DSA Tisch (steril),
Gefäß mit NaCl und Heparin (ca. 200 IU/100 ml),
2 große Spritzen (20 oder 30 ml) für NaCl,
10-ml-Spritze mit 21er-Nadel für Lokalanästhesie,
Punktionsnadel 19 G (für 0.89 mm Draht, z. B. einteilige Punktionsnadel Cordis oder Abbocath-Verweilkanüle),
Skalpell,
Zweiwegehahn (Hochdruck),
Kompressen (z. B. 10 kleine, 10 große),
Abdecktücher, Handschuhe,
Hautdesinfektionsmittel,
Lokalanästhetikum, Kontrastmittel,
(Einmal)Rasierer.
Kontrastmittel (nichtionisch, ca. 350–370 mg Jod/ml, z. B. Xenetix®)

Katheter
J-Guide (0,89 mm = 0,35 inch, 150 cm Länge),
Pigtail-Katheter 5 French, Länge 65 cm.

Technik

Lagerung/Vorbereitung
Lineal mit röntgendichten Markierungen unter Matte legen.
Rückenlage.
Ausrasieren der Leisten, Hautdesinfektion,
Bleiausgleichsfilter zwischen die Beine legen.
Abdecken mit sterilen Tüchern.

Technische Vorbereitungen
Injektionspritze füllen.

Punktion

Seldinger Technik:
A. femoralis (nach Lokalanästhesie und Hautincision) mit Verweilkanüle punktieren (pulsierender Blutstrahl). Mandrin entfernen, J-Guide einführen.
Punktionskanüle über liegenden Guide entfernen.
Katheter über Guide einführen und vorschieben.
Guide entfernen.
Katheter plazieren (ca. 2 cm oberhalb der Bifurkation etwa in Höhe L4).
Probeaspiration von Blut, Injektion von NaCl (freier Abfluss?). Lagekontrolle durch manuelle KM-Probeinjektion. Anschluss an Injektor.

Injektionsparameter

Etwa 10–15 ml nichtionisches KM (ca. 350–370 mg Jod/ml, z. B. Xenetix®) pro Etage, für Unterschenkelarterien 25 ml.
Injektionsgeschwindigkeit: Flow 11 ml/s.

Aufnahmebedingungen

Beine leicht innenrotiert lagern (fixieren, bei Genu varum Knieunterpolsterung zum Ausgleich).
Bauch- bzw. Beckenetage in exspiratorischem Atemstillstand.
2 Bilder/s.
Beckenetage und proximaler Femur: Injektion nach Ablauf der DSA-Maske.
Knie-Etage: Injektion mit Beginn der DSA-Maske.
Unterschenkel-Etage: Injektion ca. 2–5 s vor Beginn der Maske.

Nachsorge

Kontrolle auf KM-Reaktion.
Ca. 10 min Abdrücken der Punktionsstelle, Druckverband.
Mindestens 12 h Bettruhe.

Varianten

Untersuchungstechnische Variante

Transbrachialer Zugang (links)
J-Guide (0,89 mm = 0,035 inch, 180 cm Länge),
Pigtail-Katheter 4 French, Länge 110 cm,
Evtl. 5-ml-Spritze mit 21-G-Nadel für Lokalanästhesie,
Armausleger,
evtl. vor dem Eingriff Heparin (5000 IE).

Tischverschiebung
Injektionsvolumen: 70–80 ml,
Injektionsgeschwindigkeit: 8–10 ml,
Startposition: 3. LWK am Oberrand sichtbar,
Endposition: Füße dargestellt.

Aortographie mit Becken-Bein-Angiographie
Katheter bis in Höhe L1 vorschieben,
Bildoberrand ca. Th 12,
10 – 15 ml nichtionisches KM (350 – 370 mg Jod/ml, z. B. Xenetix®),
Flow 12 ml/s,
flache Exspiration,
2 Bilder/s,
Injektion nach Ablauf der Masken.

Aortographie mit Becken-Bein-Angiographie
Katheter bis in Höhe L1 vorschieben,
Bildoberrand ca. Th 12,
10 – 15 ml nichtionisches KM (350 – 370 mg Jod/ml, z. B. Xenetix®),
Flow 12 ml/s,
flache Exspiration,
2 Bilder/s,
Injektion nach Ablauf der Masken.

Periphere Beinangiographie mittels Feinnadelpunktions-(FNP-)DSA

Vorbereitung

Nahrungskarenz von 3 h.
Gerinnung (z.B. Quick-Wert, PTT, Thrombos) evtl. Kreatinin,
evtl. Aorta abdominalis und Beckenetage mittels i.v.-DSA oder CT- bzw. MR-Angio
dargestellt.

Material

DSA-Tisch (i.a.-FNP, steril),
Gefäß mit NaCl und Heparin,
2 große Spritzen (20 ml oder 30 ml),
1 große KM-Spritze (Luer-Lock, 20–30 ml),
Zweiwegehahn,
Tupfer,
steriles Lochtuch zum Abdecken,
Hautdesinfektionmittel, sterile Handschuhe, (Einmal)Rasierer.
Kontrastmittel.

Katheter

19 G Punktionskanüle (Terumo) (oder Verweilkanüle 22 G).
Verlängerungsschlauch (Hochdruckstabilität nicht erforderlich).

Technik

Lagerung/Vorbereitung

Rückenlage. Ausgleichskörper (Bleigummi) mittig zwischen die Beine legen (wenn
keine Spezialblende vorhanden), röntgendichten Maßstab einlegen,
Ausrasieren der Leisten, Hautdesinfektion,
Abdecken mit sterilem Lochtuch.

Technische Vorbereitungen

Schlauch, Zweiwegehahn und NaCl-Spritze verbinden und mit NaCl entlüften.

Punktion

Punktion der A. femoralis.

Injektionsparameter

Handinjektion.
Injektionvolumen: ca. 10–15 ml.
Proximale Femuretage: Verdünnung NaCl:KM = 1:1.
Distale Femuretage: Verdünnung NaCl:KM = 1:2.
Ab Knieetage: unverdünntes KM.

Aufnahmebedingungen

Beine leicht innenrotiert lagern, fixieren,
Schrittweise Darstellung der jeweiligen Gefäßetagen in DSA Technik,
2 Bilder/s.
Proximales Femur: Injektion nach Ablauf der DSA-Maske.
Knie-Etage: Injektion mit Beginn der DSA-Maske.
Unterschenkel-Etage: Injektion ca. 2–5 s vor Beginn der Maske.

Nachsorge

Kontrolle auf KM-Reaktion.
Ca. 5 min Abdrücken der Punktionsstelle, Verband.
Bettruhe (ca. 1 h). Zuhause noch ca. 2–3 h liegen.
Druckverband nach 2–3 h entfernen lassen.

Venöse Angiographien

Armphlebographie

Vorbereitung
Nahrungskarenz von 3 h.
Aufklärungsgespräch, Befragung nach Nieren- und Schilddrüsenerkrankungen oder
Jodallergie

Material
1 Verweil- oder Flügelkanüle (16 oder 18 G),
1 große Spritze (20 oder 30 ml) für NaCl,
3 Spritzen (20 ml oder 1 Spritze 50 ml, Luer-Lock) für KM (ca. 350 mg Jod/ml, z.B.
Xenetix®),
Verlängerungsschlauch,
evtl. 2-ml-Spritze mit 26er-Nadel (braun) für Lokalanästhesie,
Staubinde, Tupfer, Hautdesinfektionsmittel, Pflaster.

Filmmaterial: 1 mal 35×35, 1 mal 24×30 cm.

Röhrenspannung: ca. 55–60 kV.

Technik

Lagerung/Vorbereitung
Rückenlage, Arm abgewinkelt. Hautdesinfektion

Punktion
Punktion einer oberflächlichen Vene an der Hand oder am Handgelenk (evtl. nach
Hautanästhesie). Supinationsstellung.

Anlage einer Staubinde entsprechend Fragestellung:
1. Durchgängigkeit der tiefen Venen (z.B. Thrombose) mit Staubinde am distalen
   Unterarm,
2. Oberflächliche Venen (z.B. Venenverhältnisse vor Dialyseshunt) ohne Staubinde.

Injektionsparameter
40–60 ml nichtionisches KM. Zügige Handinjektion.

Aufnahmen
1. Film: 35×35 cm/dreigeteilt.
1. Aufnahme: Unterarm bis zum Ellbogen, Supination.
2. Aufnahme: Unterarm bis zum Ellbogen, seitlich.
3. Aufnahme: Oberarm.

Danach Inspiration, Atemstillstand und pressen lassen, um guten Kontrast für Ablaufphase = Bild 4 zu erhalten.

2. Film: 24×30 cm/quer/ungeteilt.
4. Aufnahme: Axilla und Subclaviaregion a.-p. Hierbei ausatmen lassen.

Nachsorge
Kanüle entfernen, Verband.

Untersuchungstechnische Variante

Untersuchung in DSA-Technik:

Verdünnung des Kontrastmittels:
Unter- und Oberarm: 1:5 (KM:NaCl),
Vena subclavia: 1:1 (KM:NaCl).

Unter- und Oberarm (Ebenen siehe oben) in „Einzelschusstechnik".
Vena subclavia in DSA-Technik mit 1 Bild/s.

Shuntdarstellung

Vorbereitung
Nahrungskarenz von 3 h.
Gerinnung (z. B. Quick-Wert, PTT, Thrombozytenzahl).
Geeigneter Untersuchungstermin: unmittelbar vor der Dialyse.

Material
DSA-Tisch (i. a.-FNP, steril).
Gefäß mit NaCl und Heparin (200 IU/100 ml),
2 große Spritze (20 oder 30 ml) für NaCl,
1 Spritze (z. B. 20 ml, Luer-Lock) für KM,
evtl. 2-ml-Spritze mit 26er-Nadel (braun) für Lokalanästhesie,
Zweiwegehahn (Hochdruck), Tupfer (z. B. 10 kleine, 10 große), sterile Abdecktücher,
Handschuhe, Kontrastmittel (ca. 350 mg Jod/ml, z. B. Xenetix®),
Hautdesinfektionsmittel, evtl. Lokalanästhetikum.

Katheter
Verweilkanüle (22 G, z. B. Abbocath, blau), Verlängerungsschlauch (keine Hochdruckstabilität erforderlich)

Technik

Lagerung/Vorbereitung
Rückenlage, Arm abgewinkelt, supiniert (evtl. Armhalterung oder Lagerung des Armes
auf dem Tisch, Patient liegt parallel zum Tisch auf einer Trage).
Hautdesinfektion (großzügig), abdecken mit sterilem Lochtuch.

Punktion
(Evtl. nach Lokalanästhesie) Punktion der A. brachialis (medial, kranial der Ellenbeuge,
Punktionsrichtung nach distal).
Anbringen des Verbindungsschlauchs. Probeinjektion mit NaCl.

Injektionsparameter
Ca. 10 – 15 ml KM.
Zügige Handinjektion.

Aufnahmen
1. Serie: Unterarm supiniert.
Oberrand des Bildes: in Höhe der Spitze der Punktionskanüle.
DSA: 3 – 4 Bilder/s.
Injektion nach Ablauf der DSA-Masken. Venöse Phase abwarten.

2. Serie: Oberarm bei supiniertem Unterarm. Unterrand des Bildes: in Höhe der Spitze der Punktionskanüle.
DSA: 3 – 4 Bilder/s.
Injektion nach Ablauf der DSA-Masken. Venöse Phase abwarten.

3. Serie: Unterarm lateral oder schräg. Oberrand des Bildes: in Höhe der Spitze der Punktionskanüle.
DSA: 3 – 4 Bilder/s.
Injektion nach Ablauf der DSA-Masken. Venöse Phase abwarten.

Nachsorge
Kontrolle auf KM-Reaktion.
Ca. 10 min Abdrücken der Punktionsstelle, Druckverband.

Beinphlebographie

Vorbereitung

Nahrungskarenz von 3 h,
evtl. Kreatinin.
Aufklärungsgespräch, Befragung nach Nieren- und Schilddrüsenerkrankungen, Jodallergie.

Material

1 Flügelkanüle (19–21 G) bzw. Verweilkanüle bei möglicher Lysetherapie,
evtl. 1 mal 20-ml-Spritze mit NaCl 0,9 %,
1 mal 50-ml-Spritze (oder 3 mal 20-ml-Spritzen) mit KM,
Staubinde zur Kompression supramalleolär,
evtl. 2. Staubinde zur Kompression am distalen Oberschenkel,
Tupfer, Pflaster, Hautdesinfektionsmittel
Kontrastmittel (nichtionisch, ca. 300–350 mg Jod/ml, z. B. Xenetix®),
evtl. Haltegurt, evtl. röntgendichter Maßstab,
Filmmaterial: 2 × 35 × 35 cm, evtl. 2 mal 24 × 30 cm bereithalten.

Technik

Lagerung/Vorbereitung
Etwa 45°-Schräglage des Tisches bei Rückenlage des Patienten, sog. „Hängelage" mit
Handgriffen zum Abstützen und/oder Einbeinstand auf Holzklotz für Standbein.
Eventuell Maßstab anbringen.

Punktion
Punktion einer oberflächlichen Vene am Fußrücken mit einer entlüfteten Flügelkanüle
nach Anlage einer Staubinde oberhalb der Knöchelregion.
Punktionsort: möglichst weit distal (meist V. hallucis dorsalis).

Injektionsparameter
40–60 ml KM, zügige Handinjektion.

Aufnahmen
1. Film: 35 × 35 cm/dreigeteilt.
1. Aufnahme: Unterschenkel 30° innenrotiert.
2. Aufnahme: Unterschenkel seitlich (maximal außenrotiert).
3. Aufnahme: Knieregion mit distalem und mittlerem Oberschenkel (seitlich, pressen
lassen: V. saphena parva).
Danach weiter pressen lassen, um guten Kontrast für Ablaufphase = Aufnahme 4 zu erhalten).

Patient unter DL in Horizontale fahren, evtl. Bein anheben und Wadenkompression (Cave: Thrombose! Deshalb nur auspressen, wenn bei der Durchleuchtung die Unterschenkelvenen frei durchgängig waren!).

2. Film: 35×35 cm/dreigeteilt

4. Aufnahme: Mittlerer und proximaler Oberschenkel, pressen lassen, bei Insuffizienz der Klappen der V. saphena magna weiter mit:

5. Aufnahme: Inguinal- und Iliakalregion.

6. Aufnahme: Abfluss in die V. cava inferior oder Spätaufnahme des Unterschenkels in Innenrotation.

Nachsorge
Bein hochlagern, ausstreichen, evtl. NaCI-Nachinjektion.
Kanüle entfernen, Verband, Treppen steigen lassen.
Bei bettlägerigen Patienten: Beine wickeln.

Varianten

Untersuchungstechnische Variante
Bei Insuffizienz der V. saphena magna Änderung der Reihenfolge des 2. Filmes:

4. Aufnahme: Proximaler Oberschenkel und Inguinalregion (Abfluss in V. iliaca externa und communis, insuffiziente Mündungsklappe dargestellt!).
5. Aufnahme: Proximaler und mittlerer Anteil der insuffizienten V. saphena magna.
6. Aufnahme: Distaler Insuffizienzpunkt der V. saphena magna.

Untersuchungstechnische Variante
Varikographie (Direktpunktion einer oberflächlichen Vene bzw. Varize. Indikation z.B. Darstellung der genauen Mündungsverhältnisse der V. saphena parva, einer Giaccomini-Anastomose, der V. saphena accessoria med. und lat., einer Varikose der Kniekehlenperforans (zur Unterscheidung von der V. saphena parva, eines Varikose-Rezidivs, einer V. marginalis lateralis (Klippel-Trenaunay-Syndrom).

Material
1 Flügelkanüle (19–21 G),
1×50-ml-Spritze (oder 3 mal 20-ml-Spritzen) mit KM,
Staubinde zur Kompression.

Technik

Lagerung
Leichte Schräglage des Tisches bei Rückenlage des Patienten (etwa 20°).

Punktion
Direktpunktion der oberflächlichen Vene mit einer entlüfteten Flügelkanüle,
Anlage einer Staubinde unterhalb der Einstichstelle.

Injektionsparameter

20–60 ml nichtionisches KM, langsame Handinjektion (cave: Gefahr der Venenruptur).

Aufnahmen

1. Film: 35×35 cm/dreigeteilt.
Unterschiedliche Füllungs- bzw. Ablaufphasen.

Tipps und Tricks

1. Füllen sich nicht alle Unterschenkelvenen von Anfang an, Änderung der Expositionsreihenfolge
   1. Film: 35×35 cm/dreigeteilt.
   1. Aufnahme: Knie mit distalem Oberschenkel seitlich.
   2. Aufnahme: Unterschenkel seitlich.
   3. Aufnahme: Unterschenkel 30° innenrotiert.
2. Bei immer noch ungenügender Füllung manuelles Auspressen des KM aus dem Vorfuß.
3. Bei immer noch ungenügender Füllung evtl. zweite Injektion nach Anlage einer zweiten Staubinde im Bereich des distalen Oberschenkels.

V. cava inferior-Angiographie (Kavographie)
(unter DSA-Bedingungen)

Vorbereitung
Nahrungskarenz von 3 h.
Gerinnung (z. B. Quick-Wert); evtl. Kreatinin.
Aufklärungsgespräch, Befragung nach Nieren- und Schilddrüsenerkrankungen oder
Jodallergie.

Material
DSA Tisch (steril).
Gefäß mit NaCl und Heparin (ca. 200 IU/100 ml),
2 große Spritzen (20 oder 30 ml) für NaCl,
1 große Spritze (Luer-Lock, 50 ml) für KM,
10-ml-Spritze mit 21er-Nadel für Lokalanästhesie,
Verweilkanüle (16 G),
2-ml-Spritze für Buscopan (Glucagon),
Skalpell,
Zweiwegehahn,
Tupfer (z. B. 10 kleine, 10 große),
Abdecktücher, Handschuhe.
Kompressorium,
Hautdesinfektionsmittel,
Lokalanästhetikum,
nichtionisches Kontrastmittel (ca. 300 – 350 mg Jod/ml, z. B. Xenetix®),
(Einmal)Rasierer,
Buscopan (Glucagon).

Katheter
J-Guide (0,89 mm = 0,035 inch, 125 cm Länge),
gerader Katheter mit Seitlöchern, 5 French, Länge 65 cm
oder
Pigtail-Katheter 5 French, Länge 65 cm.

Technik

Lagerung
Rückenlagerung.

Technische Vorbereitungen
Ausgleichskörper (wenn nötig) anbringen, Kompressorium anlegen (noch nicht festziehen).

Punktion

Seldinger Technik.
Lokalanästhesie und Hautincision ca. 1 cm medial des A. femoralis-Pulses.
V. femoralis unter Valsalva-Pressversuch mit Verweilkanüle punktieren.
Innenmandrin entfernen.
Spritze aufsetzen.
Mit Unterdruck Kanüle zurückziehen, bis Blutaspiration richtige Lage anzeigt.
Guide über Verweilkanüle einbringen.
Verweilkanüle entfernen.
Über Guide den Katheter einige cm weit in die V. iliaca communis bzw. V. cava inferior einführen.
Guide entfernen.
Probeaspiration von Blut, Injektion von NaCl (kein Widerstand?),
Probeinjektion von KM zur Lagekontrolle.

Injektionsparameter

Etwa 30 ml KM, Handinjektion
oder:
maschinelle Injektion: 35 ml KM, Flow 10 – 12 ml/s.
Delay (wenn nötig) einstellen: ca. 2 – 3 s.
Injektoreinstellung: Strahlung vor Spritze.

Aufnahmebedingungen

Kompressorium anlegen.
Einblenden bzw. Ausgleichskörper justieren.
Aufnahmen bei Atemstillstand in Exspiration.
Injektion nach Anfertigung der Masken, Delay von 2 – 3 s (s. oben).
2 Bilder/s.

Nachsorge

Kontrolle auf KM-Reaktion.
Ca. 5 min Abdrücken.
Injektionsstelle mit Druckverband versorgen.
Nach ca. 30 min Kontrolle vor Entlassung.

Tipps und Tricks

- Handinjektion direkt über die Verweilkanüle.
- Bei erschwerter Punktion Außenrotation des Beins zur Medialisierung der V. femoralis (z. B. bei dorsal der A. femoralis gelegenem Gefäß).
- Tandemtechnik: bei erschwerter Punktion die Vene (unter Valsalva-Pressversuch) mit 1er-Nadel punktieren und Verweilkanüle an in situ als Leitschiene belassener 1er-Nadel einführen.

V. cava superior-Angiographie
(unter DSA-Bedingungen)

Vorbereitung

Nahrungskarenz von 3 h, Röntgenthorax,
Oberkörper entkleiden, Schmuck (Halskette usw.), BH ablegen lassen.
Aufklärungsgespräch, Befragung nach Nieren- und Schilddrüsenerkrankung oder Jod-
allergie.

Material

DSA-Tisch (peripher-venös),
1× große Spritze (20 oder 30 ml) mit NaCl,
1× 2-ml-Spritze mit 19er (braun) Nadel mit Lokalanästhetikum,
Tupfer, Hautdesinfektionsmittel, Staubinde, Pflaster,
Kontrastmittel (ca. 350–370 mg Jod/ml, z. B. Xenetix®).

2 große Spritzen (Luer-Lock, 30 ml) mit KM
oder
Injektor mit 60 ml KM gefüllt,
2 Einwegehähne (hochdruckstabil),
2 Hochdruckverbindungsschläuche mit Y-Verbindungsstück.

Katheter

2 Verweil- bzw. Flügelkanülen (14 G, 16 G).

Technik

Lagerung/Vorbereitung

Rückenlage, beide Arme 30° abgewinkelt (evtl. Armhalterung).

Technische Vorbereitungen

Evtl. Injektionsspritze füllen und entlüften.
Ausgleichskörper (wenn nötig) anbringen, (z. B. Schlüssellochblende, Lungenformat-
blende).
Einblenden auf obere Thoraxapertur.

Punktion

Vene in beiden Ellenbeugen (wenn möglich medial = V. cubitalis) (nach Lokalanästhesie)
punktieren, Verbindungsschlauch anschließen.
Manuelle Probeinjektion mit Kochsalz bei hohem Flow.
Evtl. Anschluss an Injektor (mit Verbindungsschlauch und Einwegehochdruckhahn).
Arm abduzieren und elevieren (gestreckte Einflussbahn).

Injektionsparameter

Etwa 30 ml nichtionisches KM pro Arm (350–370 mg Jod/ml, z.B. Xenetix®), zügige
Handinjektion (gleichzeitig zu zweit)
oder
maschinelle Injektion über y-Stück:
50 ml KM, Flow 20 ml/s (= 10 ml pro Seite).
Delay (wenn nötig) einstellen: 0–1 s.
Injektoreinstellung: Strahlung vor Spritze.

Aufnahmebedingungen

2 Bilder/s.
Nach Atemkommando Anfertigung der Masken bei Atemstillstand in Exspiration.
Gleichzeitig mit Start der Masken (bzw. mit 1 s Zeitverzögerung) Injektion des KM.
Serie beenden.

Nachsorge

Kontrolle auf KM-Reaktion, Punktionsstelle versorgen.

Varianten

Filmtechnische Variante

Alle Aufnahmen mit 100-mm-Kamerafilm 2 Bilder/s.

Interventionelle Maßnahmen

Diagnostische Punktion

Vorbereitung
Nahrungskarenz von 3 h.
Gerinnung (Quick-Wert mindestens 50 %, Thrombozyten mindestens 50 000/mm^3).

Technik
Lagerung entsprechend dem Zugang der zu punktierenden Läsion, dabei auf stabile Lagerung achten (evtl. durch Schaumstoffkeile unterpolstern).
Eventuell Hautrasur.
Hautdesinfektion.
Evtl. Abdecken mit sterilem Schlitztuch.

Technische Vorbereitungen
CT: Bestimmung von Tiefe, Ausdehnung und Vaskularisation des Herdes sowie des Punktionswinkels.
DL und Ultraschall: Bestimmung der Tiefe und Ausdehnung des Herdes. Bei Ultraschall ggfs. Punktionsschallkopf verwenden.
Mit Nadelreiter (Filzstift) und cm-Maß auf der Punktionsnadel Abstand zwischen Hautoberfläche und Unterseite des Herdes markieren.

Punktion
Lokalanästhesie.
Nadel in Atemstillstand (DL, Ultraschall, CT) rasch bis in den proximalen Anteil des Herdes vorschieben (bei CT in gleicher Respirationsphase wie die Voraufnahmen).
Lage der Nadelspitze kontrollieren (CT), evtl. korrigieren. Mandrin bei korrektem Sitz entfernen, Spritze mit Spritzenhalter aufsetzen.
Unterdruck erzeugen.
Fächerförmige Punktion (bis Material im Spritzenkonus sichtbar).
Unterdruck langsam nachlassen.
Nadel in einem Zug in Atemstillstand entfernen. Nadelinhalt auf Objektträger aufbringen und dünn ausstreichen.
Fixieren (beachte Varianten).
Kontrolle des Punktionsherdes (Blutung? Lunge: Pneu? Aufnahme in Exspiration).

Nachsorge
Versorgung der Punktionsstelle.
Versand des Punktats.
Bei thorakaler Punktion Röntgenthoraxaufnahmen in Exspiration (Pneumothorax) nach 2 und 4 bzw. 6 h.

Varianten

Verarbeitungstechnische Variante

a) Punktate (Zytologie!) aus Schilddrüse, Speicheldrüse, Milz, Lymphknoten, von Erguss, Aszites und Blut werden luftgetrocknet!
b) Punktate (Mikrobiologie):
   1. festes Material in sterilen Röhrchen mit 0,5 ml NaCl,
   2. flüssiges Material (Volumen größer 0,5 ml) in sterilem Röhrchen,
   3. flüssiges Material (Volumen kleiner 0,5 ml od. Verdacht auf Anerobier) auf einen sterilen Tupfer bringen und im Transportmedium (Agar) transportieren.

Untersuchungstechnische Variante

Material (histologische Punktion)
Röhrchen mit gepuffertem 10%igem Formalin, (= 4%iges Formaldehyd) zur Hälfte gefüllt,
10-ml-Spritze mit 1er-Nadel bzw. (je nach Tiefe des Herdes) Spinalnadel (22 G) zur Lokalanästhie,
Lokalanästhetikum, Hautdesinfektionmittel (ggfs. Einmalrasierer).

Punktionsmaterial

Schneidbiopsienadel (z. B. Tru-Cut-Nadel, 1,4 – 2,1 mm Durchmesser, Otto-Nadel usw.), Nadelzubehör (z.B. Spritzenhalter mit entsprechender Spritze).

Technik

Ausgiebige Lokalanästhesie.
Tru-Cut- (oder ähnliche) *Nadel:* Im geschlossenen Zustand in den proximalen Rand des Herdes vorschieben (Achtung: Innenmandrin ragt ca. 5 mm vor, aus diesem Gebiet wird keine Biopsie entnommen!). Erst Innenmandrin vorschieben bei festgehaltenem Außenmandrin, dann Außenmandrin über festgehaltenen Innenmandrin schieben, System entfernen.
Otto- (oder ähnliche) *Nadel:* In den Herd vorschieben, Mandrin entfernen. Spritze (mit Halter) aufsetzen, Unterdruck erzeugen. Nadel unter leichten Drehbewegungen vorschieben. Abschneiden des Zylinders durch Abwinklung der Nadel. Unterdruck langsam nachlassen.
System entfernen. Histologiezylinder in Formalin geben.

Tipps und Tricks

1. Bei ungünstigem Zugang für Histologienadeln (Lunge!) kann (v. a. im Mediastinum, aber auch perilumbal z. B. bei den Nebennieren) durch ausgiebige Vorinjektion von Lokalanästhetikum und/oder NaCl die Pleura abgedrängt und so eine extrapulmonale „Punktionsstraße" geschaffen werden.
2. Im Bereich der Lunge ist meist eine Punktion in inspiratorischem Atemstillstand zu empfehlen, bei hilärem, mediastinalem oder abdominellem Punktionsziel in exspiratorischem Atemstillstand.
3. Bei kleinen Herden oder schwierigem Zugang ist es bei genügender Dicke der Hautschicht empfehlenswert, die Biopsiekanüle so lange im subkutanen Fettgewebe auszurichten, bis sie zum Herd eine optimale Lage hat. Erst danach sollte ein Vorschieben der Kanüle erfolgen.

Komplikationen und ihre Behandlung

Behandlungsbedürftiger Pneumothorax (kleine Spitzenpneus bedürfen keiner Behandlung):

Material

5-ml-Spritze mit 21er-Nadel für Lokalanästhesie,
Verweilkanüle (meist 18 oder 16 G),
Dreiwegehahn,
Flexibler Verbindungsschlauch,
50-ml-Spritze.

Technik

Rückenlage des Patienten.

Lokalanästhesie an der höchsten Stelle des Thorax (in Rückenlage meist vordere Axillar- oder Medioklavikularlinie kaudal) am Rippenoberrand (evtl. DL oder CT-Kontrolle). Senkrechte Punktion unter Lokalanästhetikainjektion mit 1er-Nadel zur Pleuraanästhesie. Luftaspiration beweist richtige Lage des Punktionsortes. Sistieren der Luftaspiration beim Zurückziehen der Nadel gibt Eindringtiefe für anschließende Punktion mit Verweilkanüle an.

Mandrin nach Punktion aus Verweilkanüle entfernen, Dreiwegehahn mit Spritze aufsetzen. Luft absaugen.

Zeitintervall zwischen FNP und Pneubehandlung mindestens 4 h bzw. Konstanz des Pneus auf 2 in 2-stündigem Abstand angefertigten Thoraxaufnahmen.

Röntgenthorax-Kontrolle nach Behandlung.

CT-gesteuerte periradikuläre Therapie

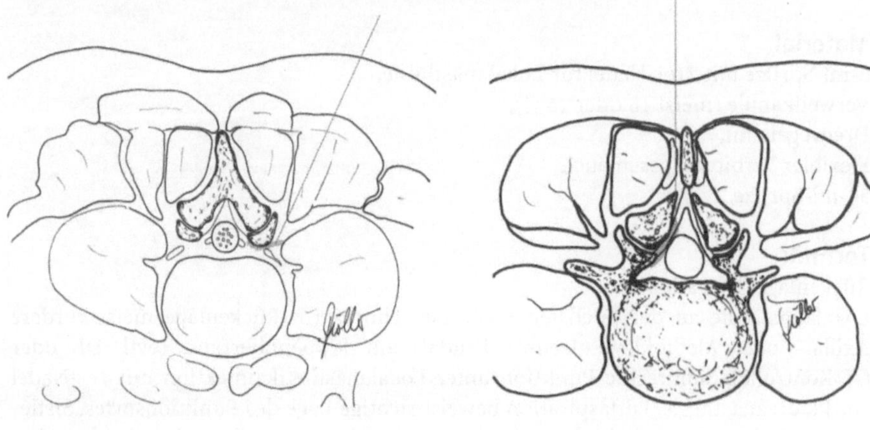

Laterale Injektion   Dorsale Injektion

Vorbereitung

Gerinnung (Quick-Wert mindestens 50 %, Thrombozyten mindestens 50 000/mm^3, Anamnese: Allergie gegen KM, Osteoporose, Ulcus ventriculi? (= relative Kontraindikationen!)

Material (steril)

1 kleine Spritze (5 ml für Lokalanästhesie),
18er-Nadel für Lokalanästhesie,
1 kleine Spitze (5 ml, für KM 1:1 mit NaCl verdünnt),
1 kleine Spritze (1 ml für Volon A),
1 kleine Spritze (2 ml für Carbostesin),
oder
1 kleine Spritze (Fassungsvermögen mindestens 3 ml) für 1 ml Volon A und 2 ml Carbostesin zusammen,
evtl. 1 pinkfarbene Kanüle (18 G, 1,2 × 40, als „Schleuse"),
1 interventionelle koaxiale Kanüle 22/10 oder 22/15,
sterile Tupfer, Handschuhe,
evtl. Lochtuch.

Lokalanästhetikum, Hautdesinfektionsmittel, Hautmarkierungsgitter, Filzstift,
evtl. Einmalrasierer,
1 Ampulle Volon A,
Carbostesin 0,125 %,
Kontrastmittel,
NaCl 0.9 %.

Technik

Lagerung

Bauchlage.

Technische Vorbereitungen

Evtl. Rasur, Hautdesinfektion.

Nach Auflage des Markierungsgitters werden Topogramm und CT-Schnitte zur Orientierung angefertigt. Markierung der Einstichstelle. Festlegung (elektronisch) des Punktionswinkels und der Injektionstiefe am CT-Schnitt.

Punktion

A) Laterale Injektion (extraforaminal): Punktion von lateral-dorsal in Richtung Neuroforamen (siehe Abbildung)

B) „Dorsale Injektion" (epidural): Punktion wie Lumbalpunktion aber in Richtung Neuroforamen und extradural.

Oberflächliche Hautanästhesie. Anschließend tiefe Anästhesie. (Bei „Schleusentechnik" mit der 18 G-Kanüle bereits im späteren Punktionswinkel. Kanüle tief im Gewebe belassen und Kontrollschnitt durch die Einstichstelle anfertigen. Wenn Richtung falsch: Prozedur wiederholen. Wenn Kanüle in Richtung auf das Neuroforamen zeigt, interventionelle Kanüle durch die 18-G-Kanüle entsprechend der ausgerechneten Eindringtiefe vorschieben).

Kontrollschnitt der im richtigen Punktionswinkel vorgeschobenen interventionellen Kanüle anfertigen.

Spitze der interventionellen Kanüle evtl. korrigieren. Wenn Lage richtig: KM injizieren.

Kontrollschnitt anfertigen. Verteilung des KM kontollieren. Wenn o. K. dann:

Injektion von 2 ml Volon A und von 2 ml Carbostesin.

Entfernen des gesamten Besteckes.

Pflasterverband

Nachsorge

Neurologische Kurzuntersuchung. Nach $^1/_2$ h Beschwerdefreiheit Entlassen des Patienten. Aufklären, körperliche Belastung am Behandlungstag zu meiden.

Behandlung im Abstand von 3–4 Wochen bis zu 6- bis 8-mal wiederholen.

Im beschwerdefreien Intervall Krankengymnastik zur Kräftigung der Rückenmuskulatur.

Komplikationen und ihre Behebung

- Bei der 1. und 2. Behandlung sind alle Formen der Beschwerdeänderung bis hin zur Verschlechterung möglich; häufig: Muskel-Krämpfe (Verordnung von Magnesium hochdosiert).
- Diabetiker: Anstieg des Nüchternzuckers. Halbe Volon-Menge, regelmäßige Kontrolle des Zuckerspiegels.
- Zyklusveränderungen bei Frauen: je nach Stärke Reduktion der Volon-Menge.
- Potenzstörungen bei Männern: meist temporär.
- Magenbeschwerden: Reduktion der Volon-Menge.
- KM-Allergie: je nach Ausprägung entsprechende Behandlung.

Tipps und Tricks

Statt Carbostesin 0,125 kann Scandicain 1%ig verwendet werden (wie bei diagnostischem Block). Vorteil: Soforteffekt. Nachteil: bei einigen Patienten temporäre Muskelschwäche.

Strahlenschutz: zur Intervention benötigt man nur minimale mas-Leistung.

CT-gesteuerte Facettenbehandlung

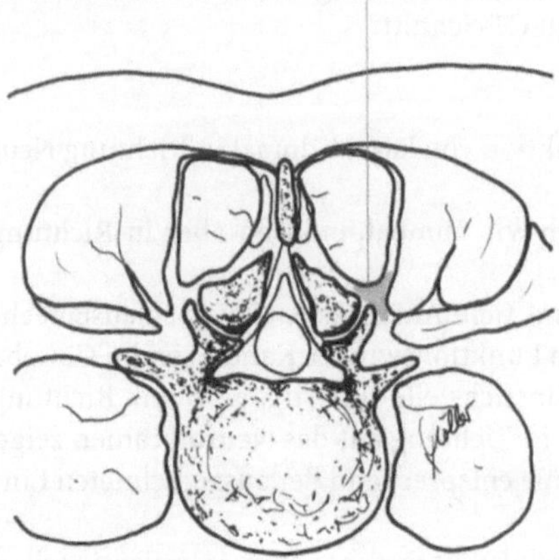

Vorbereitung
Gerinnung (Quick-Wert mindestens 50 %, Thrombozyten mindestens 50 000/mm^3).
Anamnese: Allergie gegen KM.

Material (steril)
1 kleine Spitze (2 ml mit KM 1 : 1 mit NaCl verdünnt),
1er-Nadel oder lange blaue Nadel.

Diagnostischer Block:
1 kleine Spritze (5 ml für Carbostesin, 0,25 % (Bupivacain))
Temporäre Blockade:
1 × 5 ml Spritze (mit Gemisch aus 2 – 3 ml Carbostesin, 0,25 % und 1 ml Dexamethasonpalmitat (Lipotalon)).
Facettendenervierung:
5 ml mit Lokalanästhetikum,
1 × 2-ml-Spritze mit 96 %igem Alkohol.
sterile Tupfer, Handschuhe,
evtl. Lochtuch,
Hautdesinfektionsmittel, Hautmarkierungsgitter, Filzstift,
evtl. Einmalrasierer,
Kontrastmittel, NaCl 0.9 %.

Carbostesin 0,25 % (Bupivacain)
oder
Carbostesin 0,25 % (Bupivacain) und Dexamethasonpalmitat (Lipotalon)
oder
Lokalanästhetikum (z. B. Scandicain 1 %ig), 96 %iger Alkohol.

Technik

Lagerung
Bauchlage.

Technische Vorbereitungen
Evtl. Rasur, Hautdesinfektion.

Nach Auflage des Markierungsgitters werden Topogramm und CT-Schnitte (ohne Gantrykippung möglichst durch den unteren Facettegelenkanteil) zur Orientierung angefertigt. Markierung der Einstichstelle. Festlegung (elektronisch) des Punktionswinkels (meist senkrecht) und der Injektionstiefe (bis an den Gelenkspalt der Fecettegelenke) am CT-Schnitt.

Punktion
Oberflächliche Hautanästhesie (in Ausnahmefällen).

Kanüle entsprechend der ausgerechneten Eindringtiefe unter sterilen Kautelen vorschieben.

Kontrollschnitt anfertigen.

Spitze der interventionellen Kanüle evtl. korrigieren. Wenn Lage richtig: 0,5 ml KM/NaCl-Gemisch injizieren.

Kontrollschnitt anfertigen. Verteilung des KM kontrollieren. Wenn o. K. (Diagnostische Blockade und Facettendenervierung: periarticulär; temporäre Blockade: peri- und intraartikulär) dann:

diagnostischer Block:
Injektion von 3–5 ml Carbostesin, 0,25 % (Bupivacain).

Temporäre Blockade:
Gemisch aus 2–3 ml Carbostesin, 0,25 % und 1 ml Dexamethasonpalmitat (Lipotalon)

Facettendenervierung:
3–5 ml Lokalanästhetikum injizieren,

dann erst Injektion von 1–2 ml 96 %igem Alkohol,

Entfernen der Nadel,

Pflasterverband.

Nachsorge
Neurologische Kurzuntersuchung. Nach $^1/_2$ h Beschwerdefreiheit Entlassen des Patienten. Aufklären, körperliche Belastung am Behandlungstag zu meiden.

Im beschwerdefreien Intervall Krankengymnastik zur Kräftigung der Rückenmuskulatur.

Komplikationen und ihre Behebung
Nach Alkoholdenervation kann es vorübergehend vor einer Beschwerdebesserung auch zu einer Verstärkung der Beschwerden kommen.

Tipps und Tricks
Cave: bei Facettendenervierung keine intraartikuläre Alkoholinjektion, da dies zu Knorpelschäden führen kann.

Strahlenschutz: zur Intervention benötigt man nur minimale mas-Leistung.

CT-gesteuerte lumbale Sympathikolyse

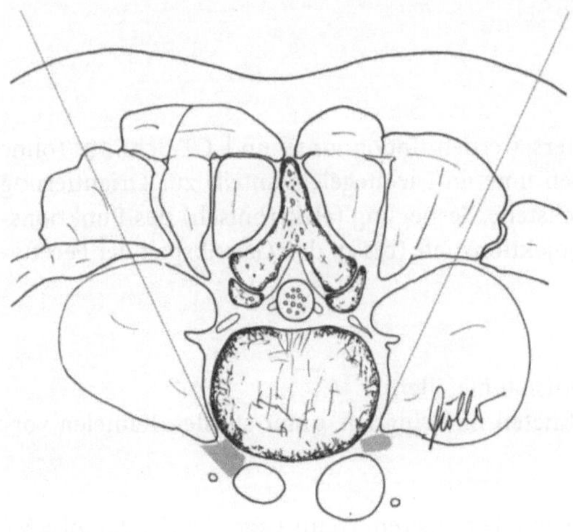

Vorbereitung

Nahrungskarenz von 3 h.
Gerinnung (Quick-Wert mindestens 50 %, Thrombozyten mindestens 50 000/mm^3.
Anamnese: Allergie gegen KM, Osteoporose, Ulcus ventriculi? (= relative Kontraindikationen!)

Material (steril)

1 kleine Spritze (5 ml für Lokalanästhesie),
18er-Nadel für Lokalanästhesie,
1 × 5-ml-Spitze (mit KM 1:1 mit Scandicain 1 %ig verdünnt),
1 × 10-ml-Spritze (mit Gemisch aus: 3 ml 96 %igem Alkohol, 1,5 ml KM und 1,5 ml Carbostesin 0,2 %),
evtl. 1 pinkfarbene Kanüle (18 G, 1,2 × 40, als „Schleuse"),
interventionelle koaxiale Kanüle 22/15,
sterile Tupfer, Handschuhe,
Lochtuch.

Lokalanästhetikum, Hautdesinfektionsmittel, Hautmarkierungsgitter, Filzstift,
evtl. Einmalrasierer.

Carbostesin 0,25 %,
Kontrastmittel (z. B. Xenetix® 300),
Alkohol 96 %.

Technik

Lagerung

Bauchlage.

Technische Vorbereitungen

Evtl. Rasur, Hautdesinfektion.
Nach Auflage des Markierungsgitters werden Topogramm und CT-Schnitte (durch L3)
zur Orientierung angefertigt. Markierung der Einstichstelle. Festlegung (elektronisch)
des Punktionswinkels und der Injektionstiefe am CT-Schnitt (Spitze der Nadel am
ventrolateralen Wirbelkörperrand dorsolateral der Aorta abdominalis bzw. der Vena
cava).

Punktion

Oberflächliche Hautanästhesie. Anschließend tiefe Anästhesie. (Bei „Schleusentechnik" mit der 18-G-Kanüle bereits im späteren Punktionswinkel. Kanüle tief im Gewebe
belassen und Kontrollschnitt durch die Einstichstelle anfertigen. Wenn Richtung falsch:
Prozedur wiederholen. Wenn Kanüle in Richtung auf laterale Wirbelkörperfläche zeigt:
interventionelle Kanüle durch die 18-G-Kanüle entsprechend der ausgerechneten Eindringtiefe vorschieben).
Kontrollschnitt der im entsprechenden Punktionswinkel vorgeschobenen interventio-
nellen Kanüle anfertigen.
Spitze der interventionellen Kanüle evtl. korrigieren. Wenn Lage richtig (s. oben), KM/
Lokalanästhetikumgemisch injizieren.
Kontrollschnitt anfertigen. Verteilung des KM kontrollieren. Wenn o.k., (Kontrast-
mittel bleibt im Dreieck vorderer Psoasrand-ventrolateraler Wirbelkörperrand-Dor-
salfläche der Aorta bzw. der V. cava) dann:
Injektion von 3–6 ml des Alkohol-KM-Lokalanästhetikumgemisches. Zwischendurch
Kontrolle der KM-Verteilung (nicht kranial von L2).
Entfernen des gesamten Besteckes.
Steriler Pflasterverband.

Nachsorge

Neurologische Kurzuntersuchung. Nach 3 h Beschwerdefreiheit Entlassen des Patienten. Aufklären, körperliche Belastung am Behandlungstag zu meiden.

Komplikationen und ihre Behebung

Bei Schmerzen tief im Rücken, Bauch, in der Hüft- oder Genitalregion während der
Injektion Unterbrechen der Applikation, bis Lokalanästhetikum wirkt.

Tipps und Tricks

Ureter vor Intervention durch i. v.-Applikation eines Röntgenkontrastmittels markieren, um Fehlpunktion zu vermeiden.

Wenn sich Kontrastmittel-Alkoholgemisch nicht ca. 5 cm entlang des Grenzstranges
ausdehnt, Wiederholung der Intervention in Höhe L4.

Perkutane transhepatische Gallenwegsdrainage

Vorbereitung
Nahrungskarenz von 3 h.
Gerinnung (z. B. Quick-Wert PTT, Thrombos), Bilirubin, alkalische Phosphatase.

Material
Angio-Tisch (steril),
Gefäß mit NaCl und Heparin (5000 IU auf 250 ml),
2 große Spritzen (20 ml oder 30 ml) für NaCl,
1 große Spritze (z. B. 20 ml) für KM,
10-ml-Spritze mit 21er-Nadel für Lokalanästhesie,
Skalpell,
1 Zweiwegehahn,
Tupfer (10 kleine, 10 große),
sterile Abdecktücher,
steriler Kittel, Handschuhe.
Nahtmaterial und Nadelhalter.

Katheter
1 Gallenwegs-Drainage-Katheterset (Drainagekatheter 5–7 French, z. B. Schlaufen-katheter),
Feinnadelpunktions-Besteck: 30 cm lange, 0, 7 mm starke Feinpunktionsnadel mit 20 cm langer 5-French Teflonhülle (Longdwel-Nadel 16 G, 20 cm lang),
oder
Punktionsnadel 18, 21, 22 G, 20–50 cm lang,
gerader Katheter mit Seitlöchern, 5 F, 65 cm lang.

1 ultradünner Guide (Durchmesser 0,49 mm, 100 cm lang),
1 J-Guide mit beweglicher Seele (0,89 mm Durchmesser, 125 cm lang).

Bei Bedarf (bereithalten):
Besonders steife Führungsdrähte (Lunderquist-Guide oder Amplatz-Führungsdraht, 0,89 mm, 220 cm lang).

Weiteres Material (unsteril)
1 Auffangbeutel (Urinbeutel) mit Adapterstück für den Drainkatheter (z. B. Universal-Adapter mit kleiner Tülle),
Klemme,
Kontrastmittel (ca. 350 mg Jod/ml, z. B. Xenetix®), Lokalanästhetikum,
Hautdesinfektionsmittel,
evtl. (Einmal)Rasierer.

Technik

Lagerung/Vorbereitung
Rückenlage.
Hautdesinfektion im Bereich der rechten lateralen unteren Thoraxwand (evtl. Rasur).
Abdecken mit sterilen Tüchern.
Evtl. Ultraschallgerät zur Punktionskontrolle.

Technische Vorbereitung
Sichern, dass Katheterfaden (und damit die Katheterspitze) locker ist.

Punktion
Punktionsort: etwas dorsal der Axillarlinie, unterhalb des Sinus phrenicocostalis (DL, tiefe Inspiration).
Punktionsrichtung: von laterokaudal nach kraniomedial-ventral.
Oberflächliche und tiefe Hautanästhesie, Hautinzision.
Einführen des Feinnadelpunktions-Bestecks evtl. unter Ulraschallkontrolle.
Etwa ab hilusnaher Leberhälfte Zurückziehen unter vorsichtiger KM-Injektion.
Bei Darstellung eines Gallengangs Einführen des ultradünnen Guides und Einlegen des Guides in den Gallengang.
Überwurf-Teflonhülle vorschieben, ultradünnen Guide mit Mandrin entfernen.
Galleflüssigkeit weitgehend absaugen.
J-Guide (0,89 mm) einlegen.
Entfernen des Feinnadelpunktions-Bestecks über den J-Guide.
Einlegen des Drainkatheters über den Guide.
Guide entfernen.
Lagekontrolle (Aspiration von Galleflüssigkeit?).
Langsame Probeinjektion mit KM (Hand).
Katheterspitze in großem Gallengang platzieren.
Katheter durch Hautnaht fixieren (bei Schlaufenkatheter zusätzlich Faden anziehen und sichern).
Transhepatische Cholangiographie über Katheter.
Nach Aspiration von Galleflüssigkeit Injektion von KM über Katheter, bis ausreichender Kontrast erreicht ist.
Anschließend: Zielaufnahme oder Übersicht des rechten Oberbauchs: Film 24 × 30 cm/quer
oder Blattfilm (Einzelbild) oder 100-mm-Kamerafilm/Einzelbild.

Nachsorge
Verband.
Katheterende mittels Adapter mit Beutel verbinden.
24 h Bettruhe.

Tipps und Tricks
Füllen sich bei der KM-Injektion die linken Gallenwege nicht an, Patienten vor erneuter KM-Injektion auf die linke Seite drehen.

Varianten

Punktionstechnische Variante
Punktion des linksseitigen Gallengangsystems von links (Epigastrium).

Seitengetrennte Reninbestimmung

Vorbereitung
Nahrungskarenz von 3 h. Gerinnung (z. B. Quick-Wert). Intravenöses Urogramm.

Material
DSA-Tisch (zentral-venös, steril),
Gefäß mit NaCl und Heparin (200 IU/100 ml),
2 große Spritzen (20 ml oder 30 ml) für NaCl,
1 große Spritze (Luer-Lock, z. B. 30 ml) für KM,
10-ml-Spritze mit 21er-Nadel für Lokalanästhesie,
8 × 10-ml-Spritzen,
8 EDTA-Blutröhrchen (rote EDTA-Monovetten beschriften: z. B. re A. r., li A. r., V. c. s.
oberhalb, V. c. s. unterhalb, jeweils stehend und liegend),
Punktionskanüle (19 G),
Skalpell,
Zweiwegehahn (Hochdruckstabilität nicht erforderlich),
Tupfer (z. B. 10 kleine, 10 große).

Kontrastmittel, Lokalanästhetikum, Hautdesinfektionsmittel, (Einmal)Rasierer.

Katheter
J-Guide (teflonisiert, Kaliber 0,89 mm, Länge 150 cm, Curve 3),
1 Sidewinder S1, 5 (oder 7) French, Länge 100 cm, (oder 1 Cobra, 5 French, Länge 65 cm)
mit Seitlöchern.

Technik

Lagerung/Vorbereitung
Rückenlage. Wenn möglich Untersuchung am Ferndurchleuchtungsplatz (wegen Kip-
pungsmöglichkeit),
Ausrasieren der Leiste, Hautdesinfektion.
Abdecken mit sterilen Tüchern.

Punktion
Seldinger Technik:
V. femoralis nach Lokalanästhesie und Hautinzision punktieren.
Über eingeführten Guide den Katheter in die V. cava inferior einführen.
Probeaspiration von Blut, Injektion von NaCl (Widerstand?).
Unter Probeinjektion von KM zur Lagekontrolle Katheter in die rechte Nierenvene ein-
führen.

Nach Verwerfen der ersten 2 ml Abnahme von 3 ml Blut, Füllen des entsprechend markierten Röhrchens.

Anschließend jeweils Plazieren der Katheterspitze in der linken Nierenvene und in der V. cava inferior ober- und unterhalb der Nierenveneneinmündungen.

Jeweils Blutabnahme wie oben beschrieben.

Anschließend Patienten in Schräglage (mindestens 45°) bringen.

Nach 15 min (Ausgleich der Orthostase) Blutabnahme wie oben beschrieben (aus rechter und linker Nierenvene sowie ober und unterhalb der Nierenveneneinmündung) im Stehen (= 45°-Schräglage).

Nachsorge
Kontrolle auf KM-Reaktion.

Punktionsstelle ca. 5 min abdrücken, mit Druckverband versorgen.

Nach ca. 2 – 3 h Kontrolle vor Entlassung.

Varianten
Renin-Bestimmung mit Kühlkette.

Material
8 EDTA-Blutröhrchen in Eisgefäß (im Trockeneis, vorgekühlt).

Technik
Blutröhrchen sofort nach Füllung auf Eis legen. Spätestens 15 min nach Untersuchungsende bei 0° 10 min zentrifugieren (3000 U/min).

Sonst wie oben.

Dilatation der A. renalis

Vorbereitung

Thrombozytenaggregationshemmer (z. B. 2 mal 500 mg Acetylsalicylsäure) 24 h vor der Dilatation.
Nahrungskarenz am Behandlungstag.
Gerinnung (z. B. Quick-Wert über 50 %, PTT, Thrombos).
Übersichtsangiographie der Nieren oder CT- oder MR-Angiographie
RR-Kontrolle direkt vor der Untersuchung, bei Bedarf Senkung des Blutdrucks auf unter 110 mm Hg diastolisch.

Material

DSA-Tisch (steril),
Gefäß mit NaCl und Heparin (ca. 5000 IU/250 ml),
2 große Spritzen (20 oder 30 ml) für NaCl,
1 große Spritze (Luer-Lock, 30 ml) für KM,
10-ml- und 5-ml-Spritze (für Dilatation)
10-ml-Spritze mit 21er-Nadel für Lokalanästhesie,
Punktionskanüle 19 G (z. B. einteilige Punktionskanüle Cordis),
Skalpell,
Zweiwegehahn (hochdruckgeeignet nicht nötig),
Tupfer (10 kleine, 10 große),
Abdecktücher, Handschuhe, Hautdesinfektionsmittel,
Lokalanästhetikum, Kontrastmittel (ca. 350 mg Jod/ml, z. B. Xenetix®),
(Einmal)Rasierer.

Katheter

Diagnostikkatheter:
Cobra-Katheter 5 French oder Sidewinder-I-Katheter 5 French (oder Shephard-Hook, Renal-Katheter 5 French),
J-Guide (0,89 mm Durchmesser, 150 cm Länge),
Schleuse 6 French (Länge 10 cm),
1 Dilatationskatheter (z. B. 5 French Ballonkatheter, 5 mm Ballondurchmesser, 2 cm Länge).

Technik

Lagerung/Vorbereitung

Rückenlage.
Ausrasieren der Leiste, Hautdesinfektion.
Abdecken mit sterilen Tüchern.

Technische Vorbereitungen

Ballon mit 5-ml-Spritze entlüften.

Punktion

Seldinger Technik.

Transfemorale Insertion des Katheters möglichst auf der Seite der zu dilatierenden Nierenarterie nach Lokalanästhesie und Hautinzision.

Katheter in Höhe des Nierenarterienabgangs bei L1 – L2 lateral einrasten lassen. (Tip: bei Einführschwierigkeiten einmal in maximaler In- und Exspiration versuchen).

Kontrolle durch Probeinjektion (mit Hand).

1. Film: DSA (2 Bilder/s), Handinjektion nach Ablauf der Masken.

Einführen des Guides.

Wechsel auf Ballonkatheter unter DL. (Spitze des Guides muss in der A. renalis verbleiben; markierte Stelle über Stenose schieben).

KM-Probeinjektion über Führungskatheter zur besseren Lokalisierung.

Ballon mit 5-ml-Spritze füllen, ca. 10 – 30 s gefüllt belassen, dann entleeren.

Prozedur wiederholen, Probeinjektion über Führungskatheter nach Entfernen des Ballonkatheters, aber belassen des Führungsdrahtes.

Eventuell Dilatation wiederholen. Ggfs. Stent implantieren.

Bei ostialen Stenosen ist praktisch immer ein Stent erforderlich.

2. Film: DSA (2 Bilder/s), Handinjektion nach Ablauf der Masken.

Nachsorge

Blutdruckkontrolle (in den ersten Stunden halbstündlich), ca. 10 min Abdrücken der Punktionsstelle, Druckverband.

1 Haes-Infusion über 24 h laufen lassen (500 ml). Mindestens 24 h Bettruhe.

6 Wochen nach Dilatation i-v.-DSA-Kontrolle der Nierenarterien.

Thrombozytenaggregationshemmer für mindestens 6 Monate.

Komplikationen und ihre Behebung

Beim Auftreten eines Spasmus in der Nierenarterie während der Sondierung oder der Dilatation Gabe von 2 Nitrolingual-Zerbeißkapseln möglich.

Behandlung unter OP-Stand-by

Tipps und Tricks

Auswahl der Selektivkatheter:

Bei Plaques an der Kaudalseite der Nierenarterie: Cobrakatheter,

bei Plaques an der Kranialseite: Sidewinder.

Varianten

Materialtechnische Variante

Zusätzliche Verwendung eines Druckmessgeräts (z. B. Sirecust).

Verwendung eines Führungskatheters (meist Standard).

Stent-Applikation (eigentlich immer bei ostialen Stenosen).

Dilatation von Gefäßen im Extremitäten und Beckenbereich

Vorbereitung

Thrombozytenaggregationshemmer (z. B. 2 mal 500 mg Acetylsalicylsäure) 24 h vor der Dilatation.
Nahrungskarenz von 3 h,
Gerinnung (z. B. Quick-Wert über 50 %, PTT, Thrombos).
Übersichtsangiographie der Becken-Bein-Gefäße oder CT- oder MR-Angiographie.
Prüfen der peripheren Fußpulse (Dopplersonographie).
Peripheren Zugang legen.

Material

DSA-Tisch (steril),
Gefäß mit NaCl und Heparin (ca. 5000 IU/250 ml),
2 große Spritzen (20 oder 30 ml) für NaCl,
1 große Spritze (Luer-Lock, 30 ml) für KM,
10-ml-Spritze (für Dilatation)
10-ml-Spritze mit 21er-Nadel für Lokalanästhesie,
Verweil(Punktions)kanüle (16 G),
Skalpell,
Zweiwegehahn (hochdruckgeeignet nicht nötig),
Tupfer (10 kleine, 10 große),
Abdecktücher, Handschuhe, Hautdesinfektionsmittel,
Lokalanästhetikum, Kontrastmittel (z. B. 300–350 mg Jod/ml, z. B. Xenetix®),
(Einmal)Rasierer.

Katheter

Ipsilaterale Punktion: gerader Katheter 5 French (oder Dilatationskatheter),
Kontralaterale Punktion (für Cross-over Manöver): Cobra-Katheter 5 French, Pigtail-Katheder oder Sidewinder-II-Katheter 5 French,
J-Guide (0,89 mm Durchmesser, 150 cm Länge),
Schleuse 6 French (Länge 10 cm),
1 Dilatationskatheter (Ballondurchmesser ist abhängig vom Durchmesser des zu dilatierenden Gefäßes, Faustregel: Ballon im entfalteten Zustand = normaler Gefäßdurchmesser, z. B. A. femoralis superficialis ca. 5–6 mm).

Technik

Lagerung/Vorbereitung

Rückenlage.
Ausrasieren beider Leisten (für ipsi- und kontralaterale Punktion), Hautdesinfektion.
Röntgendichten Maßstab einlegen.
Abdecken mit sterilen Tüchern.

Technische Vorbereitungen
Ballon mit 10-ml-Spritze entlüften.

Punktion
Ipsilaterales Gefäß:
Antegrade (z. B. A. femoralis superficialis, A. poplitea, Unterschenkelarterien) oder retrograde (z. B. Becken und Leistenarterien) Punktion in Seldinger Technik (nach Lokalanästhesie und Hautinzision).

Kontralaterales Gefäß (Cross-over Technik): Kontralaterale A. femoralis (nach Lokalanästhesie und Hautinzision) in Seldinger Technik retrograd punktieren.
Cobra-Katheter oder Sidewinder mit Spitze in der kontralateralen A. iliaca communis platzieren.
Probeaspiration von Blut, Injektion von NaCl (Widerstand?), Lagekontrolle durch KM-Probeinjektion. Einführen des Guides und so weit wie möglich vorschieben. Wechsel auf Ballon-Katheter unter DL (Spitze des Guides muss stationär bleiben). Ballonkatheter bis kurz vor die Stenose vorschieben. Guide entfernen, KM-Probeinjektion über Ballonkatheter.

1. Film: DSA (2 Bilder/s), Handinjektion nach Ablauf der Masken.

Guide einführen und Stenose passieren.
Spitzennahe markierte Stelle des Ballon-Katheters über Stenose schieben.
Ballon mit 10-ml-Spritze füllen, ca. 10–30 s gefüllt belassen, dann entleeren.
Prozedur wiederholen,
Manuelle Probeinjektion zur Beurteilung des Dilatationserfolgs.
Eventuell Dilatation wiederholen (max. 3 mal).
Dann Ballonkatheter aus der Stenose zurückziehen. Guide herausziehen.

2. Film: DSA (2 Bilder/s), Handinjektion nach Ablauf der Masken.

Nachsorge
Kontrolle auf KM-Reaktion.
Ca. 10 min Abdrücken der Injektionsstelle, Druckverband.
500-ml-Haes-Infusion über 24 h.
Mindestens 24 h Bettruhe.
Kontrolle der peripheren Pulse.
Thrombozytenaggregationshemmer für 1–6 Monate (je nach Risikofaktoren).

Komplikationen und ihre Behebung
Gefäßruptur: Ballonkatheter proximal der Rupturstelle plazieren und Gefäß abdichten. Anschließend OP.
Gefäßverschluss nach Dilatation: lokale Lyse (s. Katheterlyse).
Cave: Cross-over-Technik bei infrarenalem Aortenaneurysma.

Variante

Behandlungstechnische Variante

- Bei Dilatation einer Stenose der distalen A. femoralis superficialis, der A. poplitea und der Unterschenkelarterien, ca. 5–10 cm oberhalb des Kniegelenks nach der Dilatation Injektion von $^1/_2$–1 Ampulle Alprostadil (Prostavasin) ≙ 10–20 μg. Dann Ballonkatheter ziehen.
- Langzeit-PTA (Füllung des Ballons über 5–10 min): gelegentlich sinnvoll zur Ergebnisoptimierung oder zur Dissektionsbehandlung.
- PTA's bis zu 6 mm (also Unterschenkelarterien- und distale A.-femoralis-superficialis-PTA) werden meist über eine 4-F-Schleuse und 3,5 F-(Cordis) bzw. 3,7 F-(A.D. Krauth)-Bestecke und möglichst mit einem 0,018' Guide angefertigt.

Applikation von Stents

Vorbereitung
Meist im Anschluss an eine PTA.

Material
Kathetermaterial

Ballonexpandierend:
Palmaz-Stent (ballonexpandierend, Größe nach Gefäßdurchmesser)
mit geeignetem Ballon-Katheter (Größe entsprechend Stent),
7-F-Schleuse (25 cm lang),
Dünner hydrophiler Draht von Terumo 0,46 mm oder 0,89 mm (0,35 bzw. 0,18 inch),
150 cm lang oder Stiff-Versionen („harter Draht").

Selbstexpandierend:
Wallstents bzw. Easy-Wallstents (selbstexpandierend, Größe je nach Gefäßdurchmesser)
mit entsprechendem (kurzem oder langem) Abwurfbesteck.

Schleuse entsprechender Größen (Wallstens mit offenem Durchmesser unter 8 mm: 6-F-Schleuse, 8 – 10 mm: 7-F-Schleuse, 10 – 12 mm: 8-F-Schleuse, über 12 mm: 10-F-Schleuse).

Technik
Einbringen des Stents über die Schleuse mittels Implantations- bzw. Abwurfsystem (selbstexpandierend) bzw. mit Trägerballonkatheter.
Platzieren des Stents.
Bei ballondilatierenden Stents: Entfaltung des Ballons wie bei einer Dilatation, anschließend Zusammenfalten des Ballons.
Bei selbstexpandierenden Stents: Rückziehen der Ummantelung.

Tipps und Tricks
Bei ballonexpandierenden Stents: maximale Deflation vor Montage.

Lokale Katheter-(Fibrino-)Lyse (LKL) im Extremitätenbereich

Vorbereitung

Vorangegangene Angiographie der entsprechenden Region.
Gerinnung (z. B. Quick-Wert, PTT, Thrombos).
Anamnese (z. B. Kontraindikation: Schwangerschaft, Sepsis, Blutungen, OP vor 1–2 Wochen).

Material

DSA-Tisch (steril),

Gefäß mit NaCl und Heparin (2000 IU/250 ml),
2 große Spritzen (20 oder 30 ml) für NaCl,
1 große Spritze (Luer-Lock) für KM,
10-ml-Spritze mit 21er-Nadel für Lokalanästhesie,
Tupfer (10 kleine, 10 große),
Skalpell,
Punktionskanüle (z. B. 19-G-Nadel Cordis),
4-F (ggfs. 5-F)-Schleuse,
Zweiwegehahn,
sterile Abdecktücher,
steriler Kittel, Handschuhe.
Kontrastmittel (ca. 300–350 mg Jod/ml, z. B. Xenetix®),
Lokalanästhetikum, Hautdesinfektionsmittel,
evtl. Einmalrasierer.
1 Flasche Urokinase (z. B. Rheotromb, 500 000 IU) oder rt-PA (Actilyse 10 mg) (kühl lagern!) oder Streptokinase, 1 Flasche NaCl (100 ml),
Infusomat.

Katheter

Kathetermaterial (max. 5 French) entsprechend der Thrombuslage und der Punktionsart. Beispiele: A. femoralis antegrad: gerader Katheter (65 cm), A. femoralis retrograd (Cross-over Technik): Sidewinder I oder Cobra bzw. Pigtail-Katheter,
Obere Extremität: Headhunter-1-Katheter, Sidewinder, ggfs. nach Sondierung auswechseln gegen einen geraden 4-F-Katheter,
J-Guide entsprechender Katheterstärke (z. B. 0.89 mm, 145 cm Länge).

Gegebenenfalls den Diagnostik-Katheter nach Sondierung gegen speziellen Lyse-Katheter auswechseln:
1. 4-F-Katheter gerade mit Seitlöchern,
2. 4-F-Katheter gerade „spezial" Cordis (mit Endloch),
3. Log-Lye-Katheter OPTIMED,
4. CRAGG-McNAMARA-Katheter (MIT/AD. KRAUTH),
5. Spezielle „pulsed-spray"-Lyse-Katheter.

Technik

Lagerung/Vorbereitung
Rückenlage. Peripheren Zugang legen.
Ausrasieren der Leisten, Hautdesinfektion.
Abdecken mit sterilen Tüchern.

Technische Vorbereitungen
Leeraufnahme anfertigen (bei Bedarf). Injektionspritze füllen (bei Bedarf).

Punktion antegrad: Transfemorale Katheterinsertion in Seldinger Technik. Katheter-
spitze direkt oberhalb des Thrombus plazieren. Kontrolle durch manuelle Probeinjektion. Thrombuspassage mit dem Guide und intrathrombale Katheterplatzierung. Bei
erschwerter Passage (fibrotische Thrombuskappe, subintimale Lage): Rückziehen des
Guides und Platzierung der Katheterspitze am Thrombusbeginn.
Retrograd (Cross-over-Technik): Kontralaterale A. femoralis punktieren.
In Seldinger Technik Katheter (z.B. Cobra oder Sidewinder I-Katheter) plazieren, bis
Spitze in der A. iliaca communis der zu behandelnden Seite liegt. Spitze des J-Guides
ganz weich machen und über Katheter weit in das Gefäß einführen.
Evtl. gebogenen gegen geraden Katheter wechseln.
Intrathrombale Katheterplazierung (evtl. mit intrathrombalem Angiogramm zur Kon-
trolle des Thrombusverhaltens und der Abflussverhältnisse, dann Thrombus-Loading
mit dem Lytikum von distal nach proximal).
Kontrolle durch manuelle Probeinjektion.

Injektionsparameter (diagnostisch)
Handinjektion.

Aufnahmebedingungen
100-mm-Kamerafilm
oder
DSA-Bedingungen (2 Bilder/s, Injektion nach Ablauf der Masken).

Injektionsparameter (therapeutisch)

Urokinase
Zubereitung:
Mit 10 ml NaCl (aus 100-ml-Flasche) Urokinase auflösen, Rückinjektion in die 100-ml-
NaCl-Flasche: 1 ml Lösung = 5000 IU Urokinase.
Injektion:
1000 (–4000) IU Urokinase/min,
maximal ca. 50000 IU/h.
Gesamtgabe maximal 1 Mio. IU.
(Cave: ab 200 000 IU Urokinase ist mit relevanten systemischen Wirkungen zu rechnen)
rt-PA (Alteplase, „Actilyse"): bis max. 10 mg in 4–6 Std (d.h. 2,5 mg/h),
ab 20 mg beginnende systemische Wirkung möglich, ab 50 mg systemische Wirkung.

Streptokinase

Injektionsgeschwindigkeit der Streptokinase bis 50 000 IU/h.
Maximaldosis der Streptokinase: 250 000 IU.
Relevante systemische Wirkungen ab ca. 40 000 IU Streptokinase.

Nachsorge

Fixierung des Katheters, Verband.
Verlegung des Patienten auf Intensivstation. Gerinnungskontrolle (PTT, Fibrinogen, Fibrinspaltprodukte) abhängig von der applizierten Dosis/h, spätestens alle 6 h. Eventuell bei Urokinase zusätzlich Heparin (1000 IU/h). Eventuell zusätzliche Gabe von Thrombozytenaggregationshemmern.
Kontrolle der Gefäßverhältnisse durch Aufnahmeserien mit DSA täglich.
Bei rt-PA (Alteplase): behandelte Extremität warm einwickeln (beschleunigt Wirkung).
Bei einer rt-PA (Alteplase)-Lyse ist eine simultane PTT-gesteuerte full-dose-Heparinisierung erforderlich. Nach Beendigung der Lyse Weiterführung der systemischen Antikoagulation (Heparin) über 1–3 Tage.

Komplikationen und ihre Behebung

Streptokinaseallergie.
Streptokinasetherapie wegen antigener Wirkung deshalb nicht kurzfristig wiederholen.

Tipps und Tricks

Beendigung des Lyseversuchs bei fehlendem bzw. nicht voranschreitendem Erfolg über 24 h und bei Blutung.

Dauerhafte Gefäßokklusionsbehandlung

Vorbereitung

Nahrungskarenz von mindestens 3–6 h Gerinnung (z. B. Quick-Wert, PTT, Thrombos).
Diagnostische Angiographie (je nach Indikation: z. B. Tumorembolisation, Blutungsstop, Verschluss von Gefäßmissbildungen).
Evtl. 30 min vorher Periduralanästhesie (z. B. bei Nierentumor).

Material

DSA-Tisch (steril).
3 große Spritzen (20–30 ml) (2 für NaCl, 1 für KM),
1× 5-ml-Spritze (für Glukose),
2× 2-ml-Spritzen (zur portionsweisen Applikation des Embolisatgemischs).
2× 1er-Nadeln.
Gefäß mit NaCl und Heparin (200 lU/100 ml),
10-ml-Spritze mit 21er-Nadel für Lokalanästhesie,
Skalpell, Punktions-(Venenverweil-)kanüle (16 G), Zweiwegehahn,
Tupfer (z. B. 10 kleine, 10 große),
sterile Abdecktücher, Kittel,
steriles Gefäß für Mischung der Kleberkomponenten,
Sterile Handschuhe, Rasierer, Hautdesinfektionsmittel.
Lokalanästhetikum, nichtionisches Kontrastmittel (300–350 mg Jod/ml, z. B. Xenetix®).

Embolisationsmaterial.
Histoacryl der Ethicon-Bucrylat (Menge abhängig von der Fragestellung),
10 ml Lipiodol,
10 ml Glucose 40 % zum Spülen des Katheters.

Technik

Lagerung/Vorbereitung

Rückenlage. Ausrasieren der Leisten, Hautdesinfektion.

Abdecken mit sterilen Tüchern.

Technische Vorbereitungen

Injektionsspritze füllen (wenn noch keine Übersichtsangiographie vorliegt).

Punktion

Transfemorale Katheterinsertion in Seldinger Technik (evtl. nach Schleuseninsertion), evtl. Übersichtsangiographie anfertigen, Selektivkatheter in entsprechende Arterie einführen, Kontrolle durch manuelle Probeinjektion.

Injektionsparameter
Meist Handinjektion.

Aufnahmebedingungen
DSA-Bedingungen (2 Bilder/s, Injektionsbeginn bei Maskenschluss).
Richtige Lage des Führungskatheters kontrollieren
(z.B. bei Niere meist Übergang proximales zum mittleren Gefäßdrittel).

Einführen des ultradünnen T3-Katheters (mit ultradünnem Guide) durch den Füh-
rungskatheter (T3-Katheter muss den Führungskatheter überragen!).
Spülen des T3-Katheters mit Glukose (mit doppeltem Katheterinnenvolumen, meist
ca. 4 ml).
Mischen (Verhältnis Cyanoacrylat: Lipiodol [meist 1:1] bestimmt den Zeitpunkt der
Polymerisation: umso schneller, je höher Cyanoacrylatanteil, z.B. 1:3 in 30 s,
1:1 in 3 s, 3:1 in 1 s),
Aufziehen des Gewebeklebers.
Sofortige Injektion des Klebers unter DL (je nach Fragestellung am besten in 2 bis
3-ml-Portionen).
T3-Katheter wieder mit Glukose spülen und sofort ziehen.
Probeinjektion über Führungskatheter.

Injektionsparameter
Handinjektion.

Aufnahmebedingungen
DSA-Bedingungen (2 Bilder/s, Injektionsbeginn bei Maskenschluss).

Nachsorge
Etwa 10 min Abdrücken der Punktionsstelle.
Druckverband.
Mindestens 24 h Bettruhe.
Regelmäßige RR und Temperaturkontrolle.
Ausreichende Analgesie.

Varianten

Technische Varianten

1. Kapillärer Verschlusstyp (mit Ethibloc):

Material
DSA-Tisch (steril).
3 große Spritzen (20–30 ml),
(2 für NaCl, 1 für KM),
1× 10-ml-Spritze für Glukose (40%),
4× 1-ml-Spritzen für Ethibloc,
1× 1-ml-Spritze zur Ballonentfaltung,
2× 1er-Nadeln (zum Aufziehen von Glukose und Ethibloc). Sonst wie oben.

Embolisationsmaterial

10 ml Glukose 40 %,
Ethibloc (10 – 30 ml) im Wasserbad auf 37° – 40° Celsius erwärmen (Kühlschranklagerung!).

Katheter

Siehe oben, anstelle T3-Katheter und Guide:
1 Okklusionsballonkatheter (7 French, 65 cm lang, gerade oder gebogen), 1 passender Guide (bei einigen Firmen passt nur ein Guide mit 0,81 mm Durchmesser),
evtl. 8-French-Dilatator.

Technik

Nach Katheterisierung z. B. der Nierenarterie (s. oben) Einlegen des entsprechenden Guides und Umwechseln auf Ballonkatheter mit Plazieren des Ballons und Entfalten des Ballons bis zur arteriellen Stase.
Langsame KM-Injektion, bis Parenchymfärbung erreicht (verbrauchte KM-Menge = Embolisatvolumen).
Vorinjektion von 40 % Glukose (meist 25 % des Embolisatvolumens, bei a.-v.-Shunts 10 %). Ethiblocinjektion unter DL-Kontrolle.
(Frühzeitige Beendigung bei:
a) besserer Füllung der Arterien als bei Okklusionsangiographie (s. oben),
b) übergroßem Injektionswiderstand und Zurückrutschen des geblockten Ballons,
c) Gefahr transvenöser Verschleppung).
Eventuell Nachinjektion von 2 ml Glukose.
Langsames Entblocken des Ballons.
Langsames Entfernen des Katheters.

2. Zentraler Verschlusstyp
(z. B. mit einer Gianturco-Anderson-Wallace-Spirale oder mit Ballons):

Material

DSA-Tisch (steril),
3 große Spritzen (20 – 30 ml, 2 für NaCl, 1 für KM),
sonst wie oben.

Embolisationsmaterial

1 – 3 Embolisationsspiralen (je nach Gefäß 2 – 20 mm, für kleinere Gefäße sind Mikrospiralen geeignet) oder Silikon- oder Latex-Ballons (7 – 14 mm).

Katheter

Applikationsset bzw.
Selektivkatheter ohne Seitlöcher und Einführguide für Spiralen.

Technik

Nach Einführen und korrektem Plazieren des Selektivkatheters (s. oben, Lage der Katheterspitze abhängig von Anatomie) Einführen der Spirale mittels Ladehülse.
Vorschieben der Spirale durch den Guide.
Abwerfen der Spirale.
KM-Kontrollinjektion (s. oben).
Eventuell Wiederholung des Vorgangs.

3. Kapillärer Verschlusstyp
(Alkohol, z. B. bei Nierentumoren)

Material

DSA-Tisch (steril),

4 große Spritzen (20–30 ml, 2 für NaCl, 1 für KM, 1 für Alkohol),
sonst wie oben.
(Cave ionisches KM, fällt in Alkohol aus).

Embolisationsmaterial

50 ml hochkonzentrierter, steriler Alkohol.

Katheter

Siehe oben (bei Basisrezept mit Histoacryl),
anstelle T3 Katheter und Guide:
1 Okklusionskatheter (7-French, 65 cm lang, gerade oder gebogen),
1 passender Guide.

Technik

a) schnelle Bolusinjektion: über liegenden und geblockten Ballonkatheter werden 10–15 ml Alkohol appliziert, 10 min abgewartet. Kontrolle durch manuelle KM-Injektion. Bei unzureichendem Verschluss Prozedur wiederholen (bis max. 50 ml Alkohol, oftmals reichen 8-10 ml zur präoperativen TU-Ausschaltung).
b) Langsame Infusion: Alkohol in Einzelfraktionen von 4 ml langsam über geblockten Ballonkatheter injizieren. Mehrere Minuten abwarten. Kontrolle durch manuelle KMInjektion. Prozedur bis zum Verschluss der Gefäße wiederholen (max. 50 ml Alkohol).

Okklusionsbehandlung der V. spermatica

Vorbereitung

Nahrungskarenz von mindestens 3 h.
Aufklärungsgespräch, Befragen nach Nieren- und Schilddrüsenerkrankung oder Jodallergie.

Material

DSA-Tisch (steril)

Gefäß mit NaCl und Heparin (200–500 IU auf 100 ml),
2 große Spritzen (20–30 ml, Luer) für NaCl,
1 große Spritze (20 ml mit Luer-Lock) für KM,
10-ml-Spritze mit 21er-Nadel für Lokalanästhesie,
1 Spritze (5 ml) mit 1er-Nadel (zum Aufziehen des Äthoxysklerol),
1 Insulinspritze (oder 1 ml Spritze) zum Blocken des Ballons (mit 0,4 ml NaCl),
Punktionskanüle (Venenverweilkanüle, 16 G),
Skalpell,
1 Zweiwegehahn (Hochdruckstabilität nicht erforderlich),
sterile Tupfer (10 kleine, 10 große),
sterile Abdecktücher, Handschuhe,
Äthoxysklerol 3 % und 4 %,
Kontrastmittel (300–350 mg Jod/ml, z. B. Xenetix®), Lokalanästhetikum,
Hautdesinfektionsmittel (z. B. Cutasept),
evtl. heißes Wasser (zum Biegen der Katheterspitze), (Einmal)Rasierer,
Filmmaterial: 100-mm-Kamerafilm.

Katheter

Gerader Guide oder bei großem Venenkaliber J-Guide mit beweglichem Kern (0,89 mm, 145 cm Länge, TCMT), oder gebogener hydrophiler Guide (0, 89 mm, 150 cm Länge, Terumo)
1 Spermaticakatheter (7 French, Fa. Cook) oder 7-French Cobra-Katheter (evtl. als Gleitkatheter, Terumo) oder Renaler Doppelbiegungskatheter.
1 Ballon-Okklusionskatheter 7 French, 65 cm.
Evtl. 7-French-Dilatator oder 7-French-Schleuse.

Technik

Lagerung

Rückenlagerung. Leiste (rechte) ausrasieren. Gonadenschutz anlegen.

Punktion

Seldinger Technik:

V. femoralis (in der Regel rechts) nach Lokalanästhesie und Hautinzision punktieren (unter Valsalva-Pressbedingungen und aufgesetzter Spritze und Aspiration).

Über eingeführten Guide den Katheter in der linken V. renalis platzieren.

Probeinjektion zur Lagekontrolle.

1. Aufnahmeserie: V. renalis links mit Darstellung der V. spermatica (fast 80 % der Varikozelen sind links).

Handinjektion (15–20 ml KM) unter Valsalva-Pressbedingungen.

100-mm-Kamerafilm, 2 Bilder/s.

Entweder Versuch, den Katheter in das Ostium der V. spermatica durch Vor- und Zurückziehen einrasten zu lassen, oder mit Hilfe des Guides (weiche Spitze) selektive Sondierung der V. spermatica durch den Katheter. Platzieren im Anfangsteil der Gefäßes.

Probeinjektion zur Lagekontrolle.

Über tief eingeführten Guide (muss unter DL-Kontrolle in der V. spermatica verbleiben) Wechsel auf Ballonkatheter.

Katheterspitze etwa im Übergang vom proximalen zum mittleren Venendrittel platzieren.

Entfalten des Ballóns zur Blockierung des Gefäßes (0,2–0,5 ml).

KM-Injektion zur Kontrolle der Dichtigkeit und Abstrombedingungen.

Ballon entblocken, KM ablaufen lassen.

Ballon wieder entfalten, evtl. Hoden hochlagern bzw. Kompression des Samenstrangs.

Injektion von Aethoxyskerol (3–6 ml je nach Gefäßkaliber und Abstrom) in Air-block-Technik (Vorinjektion von ca. 1 ml Luft zur Verzögerung des Abflusses), bei tiefer Katheterlage entsprechend weniger injizieren (Aethoxyskerol soll nicht in den Plexus!).

Aethoxyskerol verbleibt mindestens 15 min im Gefäß. Anschließend Blut absaugen, evtl. 2. Injektion von Aethoxyskerol (verbleibt ebenfalls 15 min im Gefäß).

Nachsorge

Kontrolle auf KM-Reaktion.

Ca. 5 min Abdrücken.

Punktionsstelle mit Druckverband versorgen.

Nach ca. 2–6 h Bettruhe Kontrolle vor Entlassung oder stationäre Aufnahme mit 24-stündiger Bettruhe. Druckverband für 12 h, Sportverbot für 24 h.

Tipps und Tricks

Bei Injektion von Varikozid kleine Luftblase am Ansatzstück in Spritze belassen und mitinjizieren zur Kontrolle der Aethoxyskerol-lnjektionshöhe (Air-block-Technik).

Vor Applikation des Verödungsmittels Hoden hochlagern oder manuelle Kompression des Samenstrangs zur Vermeidung einer Überspritzung des Plexus pampiniformis.

Varianten

Behandlungstechnische Varianten

1. Embolisation der V. spermatica mit Spirale möglich (z.B. Platin-Embolisation-Minispiralen, Länge 26 mm, Durchmesser 3 mm, Fa. Cook).
   Spirale wird im proximalen Drittel der V. spermatica abgeworfen.
2. Applikation von Gewebekleber (erfolgt wie die des Varikozids unter Schutz eines 7-French-Ballonkatheters).

3. Eine mechanische Schädigung der Venenwand als thrombogener Effekt ist auch durch den Guide möglich.
4. Verzicht auf Einführen des Ballonkatheters und Injektion des Verödungsmittels am schrägliegenden Patienten (ca. 45°).

Komplikationen und ihre Behebung

Bei Gefäßspasmus der V. spermatica vor Einführen des Ballons:
a) Unterbrechen der Manipulation für ca. 10 min.
b) Injektion eines Lokalanästhetikums (ca. 1 – 2 ml lokal über liegenden Katheter).

Nach Einführen des Ballons bei Balloneinklemmung:
a) Injektion von Valium i.m. oder i.v.,
b) Kann der Ballon nicht mehr entblockt werden, ist als Ultima ratio die perkutane Punktion des Ballons mit einer langen, dünnen Nadel (z.B. Chiba-Nadel, 22 G) möglich.